PÍLULAS PARA VIVER MELHOR

Dicas práticas para sua saúde

Livros do autor publicados pela L&PM Editores:

Pílulas para viver melhor
Pílulas para prolongar a juventude
Comer bem, sem culpa (com Anonymus Gourmet e Iotti)
Desembarcando o diabetes
Boa viagem!
Desembarcando o sedentarismo (com Claudio Nogueira de Castro)
Desembarcando a hipertensão
Desembarcando o colesterol (com sua filha, Fernanda Lucchese)
Desembarcando a tristeza
Dieta mediterrânea (com Anonymus Gourmet)
Fatos e mitos sobre sua saúde
Mais fatos e mitos sobre sua saúde
Fatos e mitos sobre sua alimentação
Confissões e conversões (romance)
Desembarcando o Alzheimer (com a Dra. Ana Hartmann)
Não sou feliz: por quê?
Coração: modo de usar
Segunda chance: a vida depois da doença

Pela Editora AGE, publicou (com Paulo Ledur) *Comunicação médico-paciente: um acordo de cooperação*

L&PM POCKET
SAÚDE

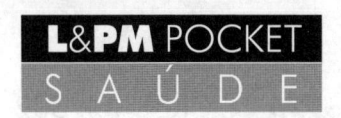

Dr. Fernando A. Lucchese

PÍLULAS PARA VIVER MELHOR

Dicas práticas para sua saúde

Coleção **L&PM** POCKET, vol. 502
Série saúde/1

Texto de acordo com a nova ortografia.

Primeira edição na Coleção **L&PM** POCKET: agosto de 2000
Esta reimpressão: setembro de 2022

Capa: Tatiana Sperhacke (t@t Studio)
Foto da capa: Dois fotografia
Revisão: Jó Saldanha

L983p

Lucchese, Fernando
   Pílulas para viver melhor / Fernando Lucchese. – Porto Alegre: L&PM, 2022.
   144 p; 18 cm -- (Coleção L&PM POCKET; v. 502)

   ISBN 978-85-254-1072-6

   1. Medicina e saúde-Conselhos Práticos. 2. Saúde-Conselhos práticos. I. Título. II. Série.

CDU 616(083.132)

Catalogação elaborada por Izabel A. Merlo, CRB 10/329.

© Fernando A. Lucchese, 2000

Todos os direitos desta edição reservados a L&PM Editores
Rua Comendador Coruja 314, loja 9 – Floresta – 90.220-180
Porto Alegre – RS – Brasil / Fone: 51.3225.5777

PEDIDOS & DEPTO. COMERCIAL: vendas@lpm.com.br
FALE CONOSCO: info@lpm.com.br
www.lpm.com.br

Impresso no Brasil
Primavera de 2022

Sumário

Apresentação / 7

Pílulas práticas para evitar a doença e prolongar a vida / 9
Pílulas para um programa eficiente de check-up / 11
Pílulas para mudar de hábitos ou abandonar vícios, deixar de fumar, emagrecer, iniciar exercícios etc. / 16
Pílulas para combater a obesidade / 18
Pílulas para estimular o coração através do exercício / 21
Pílulas para evitar ou aliviar o estresse / 24
Pílulas para dormir melhor / 29
Pílulas para uma alimentação sadia / 34
Pílulas sobre suplementação de vitaminas, minerais e
    complementos nutricionais / 42
Pílulas para viver melhor consigo mesmo / 57
Pílulas para viver melhor com os outros / 67
Pílulas para uma vida afetiva melhor / 70
Pílulas para uma vida espiritual melhor / 80
Pílulas para viver melhor em família / 84
Pílulas para simplificar a vida doméstica e familiar / 90
Pílulas para uma vida profissional melhor / 94
Pílulas para férias mais felizes / 103
Pílulas para enfrentar o verão / 105

Pílulas para enfrentar situações de emergência / 110
Pílulas para facilitar sua consulta médica / 116
Pílulas sobre cuidados com os seus olhos / 119
Pílulas para mulheres viverem melhor após os 40 / 124
Pílulas sobre a menopausa e seus cuidados / 127
Pílulas para envelhecer com sabedoria / 131
Pílulas para uma vida eterna feliz / 137
Pensamentos citados neste livro / 138
Sobre o autor / 141

APRESENTAÇÃO

Viver melhor é o objetivo de todos. Todos temos nossos sonhos, nossas visões. Alguns são mais ambiciosos, outros mais modestos. Mas todos queremos progredir, melhorar, aperfeiçoar a qualidade de vida.

Este livro pretende ajudar a quem estiver trilhando os caminhos de sua busca interior, mas principalmente de suas conquistas profissionais, ou mesmo do preparo de uma aposentadoria positiva. Não pretendo, com ele, mais do que estar por perto, ajudar, sugerir.

Na década de 1940 um médico gaúcho, Mário Totta, mantinha uma coluna no *Correio do Povo* que se chamava "Pílulas de Saúde". Foi daí, e homenageando Mário Totta, que passei a usar o termo "Pílulas" não só nos programas de televisão, como também nas palestras que faço para diferentes faixas etárias e grupos profissionais. Tenho considerado esta tarefa uma extensão do compromisso de médico que além de participar na cura deve envolver-se na prevenção da doença.

Muitas das sugestões que aqui estão contidas vêm de experiência pessoal, leituras, observação das pessoas, mas principalmente da convivência diária com os meus pacientes.

Como veem, procurei com cuidado estudar a teoria do comportamento humano, mas sei que todos nós, na prática, nos atrapalhamos. Isto é a própria essência da busca de uma vida melhor: acertar, errar, mas melhorar sempre.

Fernando Antonio Lucchese

PÍLULAS PRÁTICAS PARA EVITAR A DOENÇA E PROLONGAR A VIDA

❏ Patrulhe a sua saúde. Visite seu médico, siga seus conselhos.

❏ Organize seu arquivo de saúde. Guarde todos os exames em um local confiável.

❏ Faça check-up anual após os 40 anos.

❏ Faça exercícios regularmente. Caminhar é o melhor exercício.

❏ Não fume e não permaneça em local fechado com fumantes. A cada três cigarros fumados à sua volta, você fuma um.

❏ Controle a sua dieta. Mantenha colesterol baixo. Quanto mais baixo melhor.

❏ Se hipertensão arterial ou colesterol elevado for um traço de sua família, inicie já aos 20 anos análises sanguíneas e medidas da pressão arterial.

❏ Mantenha sua pressão arterial menor do que 140/90.

Meça sua pressão com frequência, mas principalmente quando não se sente bem.

❏ Reduza seu nível de estresse. Seja criativo, reorganize sua vida.

❏ Identifique seus riscos genéticos.

Analise doenças e causas da morte de seus pais e irmãos (se for o caso).

❏ Reduza os seus riscos genéticos.

Concentre-se na prevenção dos problemas que já afligiram sua família.

❏ Faça as vacinas recomendadas pelo seu médico.

As vacinas são grandes avanços deste século; no entanto, menos de 30 tipos estão disponíveis hoje.

❏ Não fale no celular ao dirigir.

❏ Não corra. Não ultrapasse os limites de velocidade.

❏ Use cinto de segurança e dirija com cuidado.

❏ Evite trabalhar e viver em ambiente poluído.

PÍLULAS PARA UM PROGRAMA EFICIENTE DE CHECK-UP

❏ Desde cedo, mesmo antes dos 20 anos, interesse-se em saber qual é a sua pressão arterial.

❏ Procure observar doenças que ocorrem e ocorreram em seus familiares.

Informe-se sobre elas.

❏ Analise seus riscos genéticos.

Observe em qual idade seus familiares apresentaram doenças.

❏ Imagine-se prevenindo todas as doenças que você conhece.

Pense no assunto.

Abaixo estão as dicas de check-up para as diversas faixas etárias. A presença de uma doença modifica a periodicidade e o conteúdo destas sugestões. Siga a orientação de seu médico.

Antes dos 30 anos

❏ É rara a manifestação de qualquer doença nesta faixa etária. Por isto os check-ups podem ser espaçados (de cinco em cinco anos), com número mais reduzido de exames e motivados especialmente pela presença de fatores de risco, principalmente genéticos.

❏ Check-up deve sempre ser orientado por um médico. A lista de exames e procedimentos anexos é apenas uma sugestão para sua informação. Não faça check-up independentemente do seu médico.

ANTES DOS 30 ANOS. FAÇA CHECK-UP SE:

❏ For fumante há mais de três anos.
❏ Familiares diretos tiverem sofrido infarto.
❏ Familiares diretos forem hipertensos.
❏ Familiares diretos apresentarem câncer precocemente.
❏ Familiares diretos forem diabéticos.

Exames imprescindíveis:

❏ Anamnese (história clínica).
❏ Exame físico.
❏ Medida da pressão arterial.
❏ Relação peso x altura.
❏ Glicose.
❏ Hemograma.
❏ Colesterol.
❏ HDL, LDL colesterol.
❏ Triglicerídeos.
❏ Ácido úrico.
❏ Raio X do tórax.
❏ Marcadores virais (HIV, hepatites B e C).

Periodicidade: A cada 3 anos se apresentar os fatores de risco descritos acima.

Depois dos 30, antes dos 40. Faça check-up se:

- ❏ Fumar.
- ❏ For sedentário.
- ❏ For obeso.
- ❏ Tiver antecedentes familiares de doença cardíaca.
- ❏ Tiver vida "estressante".
- ❏ Tiver familiares diretos com hipertensão.
- ❏ Tiver familiares diretos com câncer.
- ❏ Tiver familiares diretos com diabete.

Exames imprescindíveis:

- ❏ História clínica.
- ❏ Exame físico.
- ❏ Medida de pressão arterial.
- ❏ Relação peso x altura.
- ❏ Glicose.
- ❏ Creatinina.
- ❏ Colesterol, HDL, colesterol LDL.
- ❏ Triglicerídeos.
- ❏ Hemograma.
- ❏ Ácido úrico.
- ❏ Exames comuns de urina.
- ❏ Teste ergométrico.
- ❏ Marcadores virais (HIV, hepatites B e C).

Periodicidade: A cada dois anos.

Depois dos 40, antes dos 50:

❏ Fazer o check-up anual, não importando a presença ou não de fatores de risco pessoais ou familiares

Exames importantes:

❏ História clínica.
❏ Exame físico.
❏ Medição de pressão arterial.
❏ Relação peso x altura.
❏ Glicose.
❏ Creatinina.
❏ Hemograma.
❏ Colesterol, HDL, LDL.
❏ Triglicerídeos.
❏ Ácido úrico.
❏ Marcadores virais (HIV, hepatites B e C).
❏ Raio X do tórax.
❏ Teste ergométrico.
❏ Ecocardiograma.
❏ Ecografia de carótidas.
❏ Revisão urológica – toque retal.

A critério de seu médico, acrescente:

❏ Provas de função de tireoide (T3, T4, TSH).
❏ Provas de função hepática.
❏ Provas de função pulmonar.
❏ Eletrólitos (sódio, potássio, cloro, cálcio, ferro, magnésio).

❏ Indicadores de tumores (PSA – Antígeno Prostático Específico, alfafetoproteína, antígeno carcino embriônico).

Para mulheres:

❏ Exame ginecológico com avaliação hormonal.
❏ Dosagem de hormônios femininos.
❏ Mamografia.

Após os 50 anos:

❏ Faça o mesmo check-up anual dos 40 anos. Acrescente a cada cinco anos, a critério do seu médico:

Densitometria óssea (para detectar osteoporose).

Para mulheres:

❏Revisão ginecológica com avaliação hormonal, dosagem de hormônios femininos e mamografia.

❏Alguns exames devem ser repetidos mais frequentemente, a critério de seu médico e principalmente se estiverem alterados. Por exemplo, exame de colesterol e triglicerídeos é aconselhável que se repita a cada três meses pelo menos.

PÍLULAS PARA MUDAR DE HÁBITOS OU ABANDONAR VÍCIOS, DEIXAR DE FUMAR, EMAGRECER, INICIAR EXERCÍCIOS ETC.

❑ Marque hora para começar.

Mas lembre-se: você só terá sucesso se a sua decisão já estiver sedimentada. Tudo tem seu tempo certo. Os jovens dizem "caiu a ficha". No seu caso, já caiu a ficha?

Então comece.

❑ Calcule concretamente suas perdas com o mau hábito: dinheiro, tempo, saúde, desconforto, limitações físicas etc.

❑ Não diga: "Não, obrigado, infelizmente estou de dieta". Seja positivo. Prefira dizer: "Não como este monte de calorias nem morto!"

❑ Goste de si mesmo. Não se deprima porque tem que enfrentar uma mudança. Pelo contrário, pense positivamente nos bons resultados que advirão, mesmo antes de eles se manifestarem.

❑ Se precisar de ajuda, peça aos amigos que já fizeram mudanças de hábitos com sucesso, aos profissionais da área (nutricionistas, fisicultores etc.), ao psicoterapeuta se necessário.

❏ Não se sinta vítima, ou um derrotado iminente. Sinta-se, ao contrário, um futuro vitorioso. Valorize suas pequenas vitórias. Valorize-se.

❏ Tenha metas definidas. Lute por elas.

❏ Não desista antes do tempo. Teste com atenção os métodos que está utilizando. Não culpe os outros, pesquise em si próprio as razões para a demora nos resultados.

❏ Seja bem-humorado. Não se leve a sério demais. Perdoe suas recaídas e recomece.

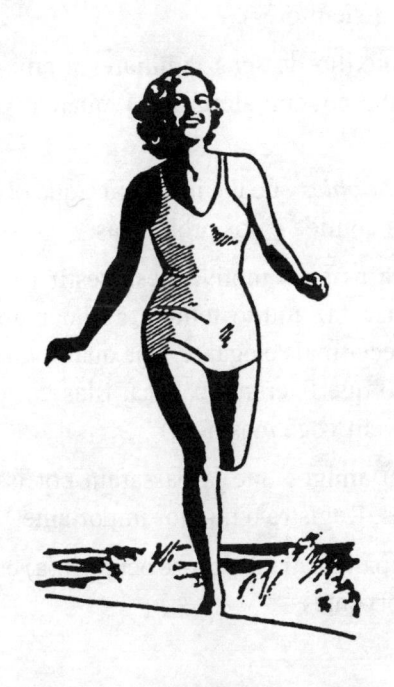

PÍLULAS PARA COMBATER A OBESIDADE

❑ Em primeiro lugar, não sofra. Aceite-se como é, com sua obesidade e sua falta de vontade.

❑ Peça ajuda profissional. Procure pessoas competentes em quem você confia e que já tiveram sucesso com alguns dos seus amigos (nutricionistas, médicos, psicólogos, fisicultores).

❑ Peça o auxílio de seus familiares e amigos mais próximos que possam alertá-lo(a) quando você precisar.

❑ Procure *hobbies* que lhe inspirem e que o(a) façam esquecer da comida e dos problemas.

❑ Descubra as suas motivações. Vestir roupas que você não usa faz muito tempo, agradar uma certa pessoa, parecer mais elegante, seja qual for, agarre-se à motivação que fizer sua cabeça. Mas em primeiro lugar pense em você mesmo(a).

❑ Fale com amigos que já passaram por isso. Peça informações. Registre o que for importante.

❑ Fuja da cozinha mantendo-se ocupado(a) em outras tarefas absorventes.

- Não tenha à mão salgadinhos e tira-gostos quando estiver em frente à televisão ou ao computador.
- Comer mais vezes menor quantidade pode ser de grande ajuda.
- Não faça da sua dieta um inferno para você e os que o(a) cercam.
- Coma sopas não calóricas. Elas dão sensação de plenitude.
- Coma vegetais. Seja criativo(a) em suas saladas.
- Lembre-se: sua maior motivação é você mesmo(a) e sua saúde.
- Faça exercício. Escolha atividade física motivadora, da qual você goste.
- Leve a sério as suas refeições. Coma sentado(a). Enfeite os pratos. Coma devagar. Mas não exceda a porção proposta.
- Seja um(a) "expert" em produtos dietéticos ou de baixo poder calórico. Informe-se e substitua pelos alimentos dos quais sente falta, como chocolate, refrigerante etc.
- Não compre o que for tentador e que, você já sabe, pode perturbar sua dieta. Não tenha alimentos "inimigos" em casa.
- Não leve tudo muito a sério. Ria de seus deslizes e prepare-se para não cair na próxima tentação.

- Não se deprima. Você está só querendo emagrecer.

- Pense antes. Não reaja como um irracional. Antes de comer algo fora do plano dietético pense nas consequências.

- Estabeleça metas e procure cumpri-las. Seja modesto(a) em suas metas. Cada grama é importante. É a soma delas que faz o resultado final.

- Comemore suas pequenas vitórias. Não comemore comendo. Compre uma roupa nova.

- Não seja perfeccionista, seja indulgente consigo próprio(a).

- Mas, principalmente, concentre-se em seu lado emocional. Você só emagrecerá se estiver bem consigo mesmo(a).

- Procure estimular sua vida espiritual, seu mundo interior. Só a paz interna lhe fará persistir.

- Não emagreça só por uma nova relação afetiva. Se a relação terminar, você voltará a engordar. Emagreça por você, por sua saúde, pelo seu bem-estar.

PÍLULAS PARA ESTIMULAR O CORAÇÃO ATRAVÉS DO EXERCÍCIO

- ❏ Use as escadas em vez do elevador.
- ❏ Leve seu cão a passear.
- ❏ Faça jardinagem.
- ❏ Limpe o carpete.
- ❏ Varra o pátio.
- ❏ Caminhe até o trabalho.
- ❏ Caminhe até o supermercado.
- ❏ Alongue-se durante o trabalho.

   Alongamentos são saudáveis e ajudam a reduzir o estresse através do relaxamento.

❏ Caminhe 30 minutos por dia pelo menos quatro vezes por semana (com a velocidade de quem está com pressa).

❏ Aprenda a contar seu pulso no punho ou no pescoço. (Conte em seis segundos e acrescente um zero. Será o número de batimentos por minuto.)

❏ Durante o exercício, não é aconselhável que seu pulso passe de 120 batimentos por minuto. Caso isto aconteça, consulte o seu médico.

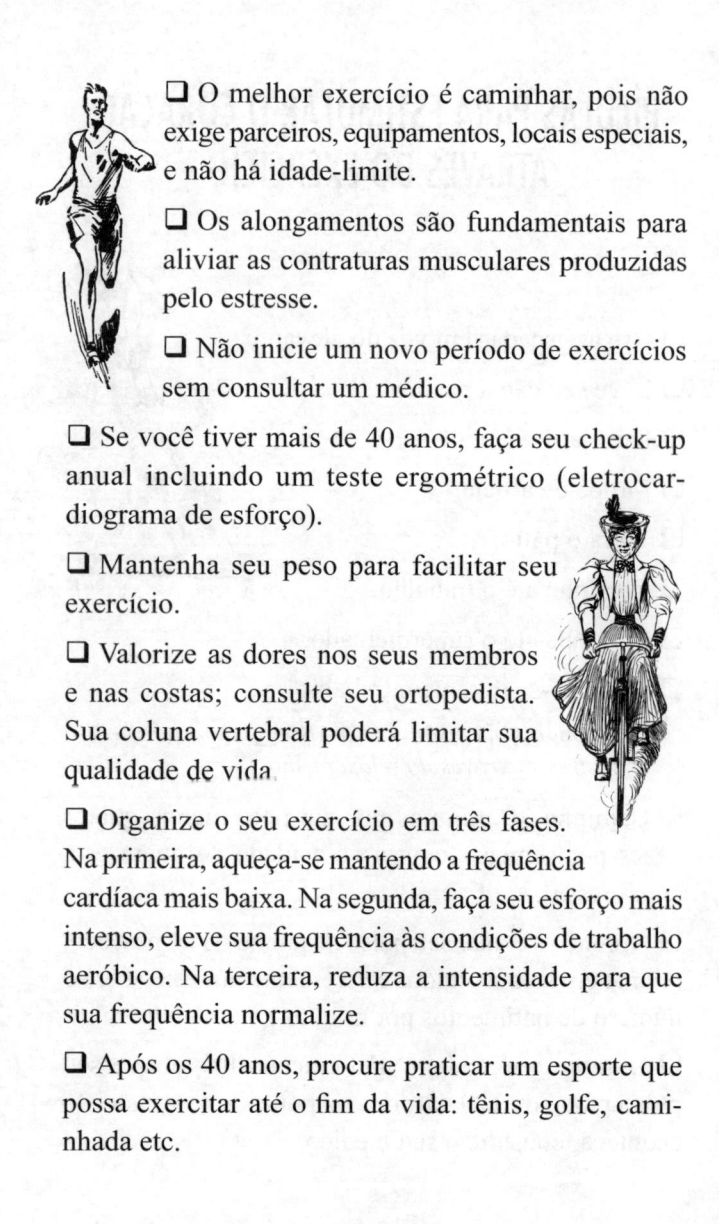

- O melhor exercício é caminhar, pois não exige parceiros, equipamentos, locais especiais, e não há idade-limite.

- Os alongamentos são fundamentais para aliviar as contraturas musculares produzidas pelo estresse.

- Não inicie um novo período de exercícios sem consultar um médico.

- Se você tiver mais de 40 anos, faça seu check-up anual incluindo um teste ergométrico (eletrocardiograma de esforço).

- Mantenha seu peso para facilitar seu exercício.

- Valorize as dores nos seus membros e nas costas; consulte seu ortopedista. Sua coluna vertebral poderá limitar sua qualidade de vida.

- Organize o seu exercício em três fases. Na primeira, aqueça-se mantendo a frequência cardíaca mais baixa. Na segunda, faça seu esforço mais intenso, eleve sua frequência às condições de trabalho aeróbico. Na terceira, reduza a intensidade para que sua frequência normalize.

- Após os 40 anos, procure praticar um esporte que possa exercitar até o fim da vida: tênis, golfe, caminhada etc.

❑ Vista-se adequadamente para a prática de seu exercício. Se estiver frio, agasalhe-se. Em temperaturas mais altas, use roupas leves que permitam a liberação de calor pelo corpo.

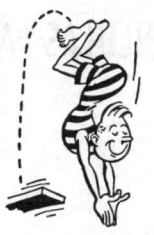

❑ Use calçados adequados para caminhar ou exercitar-se. Hoje há uma diversidade de tênis para cada finalidade.

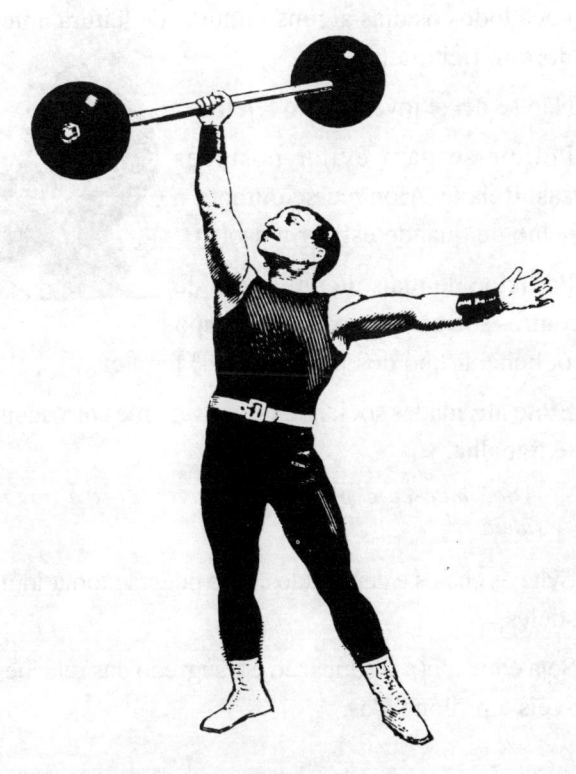

PÍLULAS PARA EVITAR OU ALIVIAR O ESTRESSE

❏ Durma mais de seis e menos de nove horas por dia.

❏ Desligue-se e durma. Uma boa noite de sono é uma grande arma contra o estresse.

❏ Faça todos os dias alguns minutos de leitura antes de dormir. Leitura leve.

❏ Não se deixe invadir pelo telefone.

❏ Policie-se para evitar posições tensas. Relaxe. Alongue-se durante o trabalho ou quando estiver tenso(a).

❏ Participe de mais de um grupo de encontros sociais, por exemplo: grupo do boliche, grupo dos jantares de 4ª feira etc.

❏ Evite atividades sociais exclusivamente com quem você trabalha.

Você merece e precisa de novos ares e novas ideias.

❏ Evite os chatos e deprimidos, pois poderão torná-lo(a) um deles.

❏ Seja educado(a). Educação é o segredo das relações estáveis e prolongadas.

- Aprenda a reduzir seu nível de estresse descobrindo como você se coloca sob tensão.
- Viva dentro do seu orçamento.

    Talvez este seja o melhor conselho para evitar o estresse e ter vida longa.

- Planeje sua vida financeira. Compre só o que é possível e necessário.
- Não se endivide.
- Evite surpresas e contratempos. Planeje suas despesas com saúde. Associe-se a um plano de saúde.
- Pare de tentar fazer tudo ao mesmo tempo. Organize-se.
- Mantenha sua agenda organizada. Seja fiel a ela.
- Evite correrias de última hora. Planeje com antecedência suas atividades.
- Não se estresse se o trânsito engarrafado o atrasou por alguns minutos.
- Organize seu lazer como se fosse um compromisso. Agende sua partida de tênis, sua ida ao cinema etc.
- Agende e planeje suas férias cuidadosamente.
- Quebre o ritmo do estresse interrompendo pelo menos a cada hora as atividades que lhe geram tensão.

❏ Fuja da tensão diária com leitura, esportes, *hobbies*, passatempos, ou simplesmente com uma boa conversa em família, ou com amigos no bar da esquina.

❏ Não se impaciente demais. Poucas coisas são assim tão urgentes.

❏ *Festina Lente*. Apressa-te calmamente. (Provérbio latino).

❏ Seja pontual. Chegar adiantado evita o estresse.

❏ Convença-se de que existe hora para tudo.

Às vezes sua hora é mais tarde, não agora.

❏ Verifique se o objetivo pelo qual você está lutando tanto é realmente o que você quer. Revise suas premissas.

❏ Dê o real valor aos fatos. Não os supervalorize.

❏ Simplifique a sua vida. Livre-se dos pesos desnecessários. Você sabe quais são.

❏ Evite a raiva. Raiva mata seu produtor, como um revólver com o cano voltado para quem o empunha.

❏ Pergunte-se se precisa ser mesmo tão competitivo(a).

❏ Esforce-se em mudar as coisas que precisam ser mudadas em sua vida, mas aceite com serenidade as coisas que você não pode mudar.

❏ Fuja da encrenca.

❏ Seja flexível. Adapte-se.

❏ Exercite a solidariedade, ajude amigos em momentos difíceis. Telefone espontaneamente oferecendo sua ajuda.

❏ Ria muito e tenha amigos bem-humorados. Conviva com eles com frequência. Seja você também bem-humorado(a).

❏ Cultive boas anedotas. Anote-as, colecione-as e não tenha medo de contá-las quando a oportunidade existir. Mas não seja chato, não conte piadas velhas.

❏ Cure-se de suas invejas. Ninguém é perfeito. Contente-se com suas imperfeições.

❏ Cure-se da pressa.

❏ Cure-se da mania de vencer sempre.

❏ Cure-se da vontade de ter tudo.

❏ Faça exercícios regularmente.

❏ Coma devagar. Saboreie os alimentos.

> *Mesmo que não tenha tempo, sente para comer.*

❏ Coma com amigos e fale sobre temas leves, preferivelmente não profissionais.

❏ Tenha uma religião. Siga a sua fé.

> *Além de remover montanhas, a fé prolonga a sua vida, evita doenças, apazigua, lhe dá paz.*

❏ Frequente regularmente um culto religioso.

❏ Sonhe. Sonhe acordado. Sonhe o suficiente para manter a vida interessante.

PÍLULAS PARA DORMIR MELHOR

❑ Evite sestas se você já tem dificuldade de dormir à noite.

❑ Não procure prolongar o tempo na cama mais do que o necessário. São suficientes seis a oito horas de sono para um indivíduo adulto. Procure manter uma regularidade do padrão sono-vigília. Tente dormir e acordar aproximadamente na mesma hora diariamente.

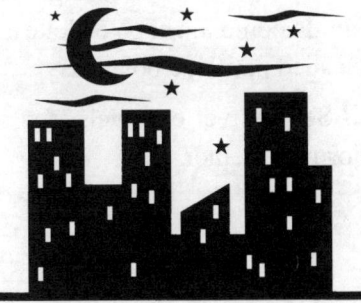

❑ Jovens necessitam mais horas de sono, enquanto os idosos podem abreviá-lo.

❑ Reserve a cama para o sono e o sexo. Não leve trabalho para a cama, à noite, antes de dormir.

❑ Evite atividades estressantes próximas à hora de dormir. Procure desenvolver uma rotina relaxante e agradável para preparar-se para o sono.

❑ Escureça o ambiente de seu quarto.

❑ Evite fumar à noite. Aliás, evite fumar sempre.

❑ Tome banho morno antes de dormir. Você deve relaxar para ter uma boa noite de sono.

❑ Faça por alguns minutos uma leitura leve e sem emoções. Não leia algo que possa desconcentrá-lo(a), impressioná-lo(a) ou preocupá-lo(a).

❑ Faça uma oração. É um excelente modo de apaziguar-se. Não foi por acaso que aprendemos já com nossos avós a rezar antes de dormir.

❑ Não durma de estômago vazio. Faça um lanche rápido como um copo de leite e uma fruta ou um copo de suco natural e bolachas.

❑ Se possível e viável, faça sexo. Você relaxará e dormirá melhor.

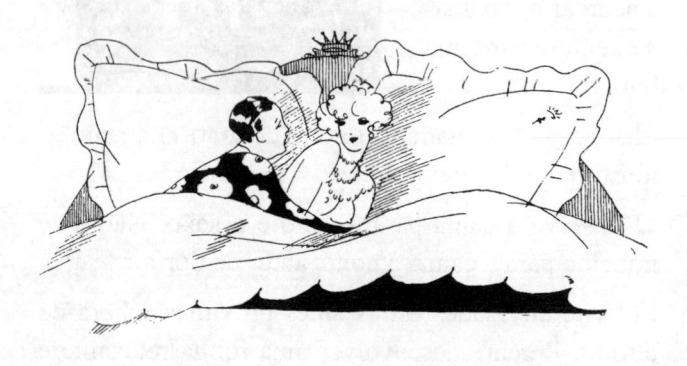

❑ Vista-se com roupa leve e confortável que permita ao corpo transpirar.

- Mantenha a temperatura do quarto entre 20 e 24 graus Celsius.

- Evite e previna a ocorrência de ruídos agudos. Ruídos contínuos de tons graves são mais suportáveis (ar-condicionado, por exemplo).

- Se for possível, retire os telefones do quarto.

- Evite pensar em seus problemas profissionais ou pessoais na hora de dormir. O melhor horário para isso é de manhã ao acordar, quando o cérebro humano encontra soluções inesperadas.

- Evite alimentar-se exageradamente à noite. Nossos avós já diziam que viviam mais os que, em vez de jantar, faziam uma refeição mais leve, semelhante ao café da manhã.

- Evite tomar à noite qualquer produto que contenha estimulantes, como por exemplo a cafeína (de alguns chás, do café e da coca-cola), chocolate ou álcool.

- Evite ao jantar refeições ricas em alimentos que são digeridos mais lentamente (carnes condimentadas com molhos gordurosos, por exemplo).

- Exercite-se somente até duas horas antes de dormir. Exercícios vigorosos podem lhe tirar o sono.

- Para iniciar o sono concentre-se em uma cena imaginária serena que lhe cause prazer e paz.

- Concentre-se na sua respiração. Respire profundamente a cada três respirações normais. Isto o fará relaxar-se.

❏ Não fique lutando para adormecer. Se você não consegue dormir, ocupe-se com outra coisa.

❏ Se acordar durante a noite, evite movimentar-se demais, ligar a televisão, comer, conversar, tomar café etc. Evite desconcentrar-se de seu sono, pois pode afugentá-lo definitivamente. A melhor atitude para evitar a insônia nestas circunstâncias é ficar imóvel na cama sonhando acordado, imaginando todos os seus problemas já resolvidos da forma ideal. Sonhar em ganhar a Mega-Sena e o que faria com o dinheiro é melhor e mais criativo do que contar carneirinhos.

❏ Uma leitura leve também pode ajudá-lo(a) a retomar o sono.

❏ Se você levanta muitas vezes para urinar durante a noite, procure o seu médico. O normal é não urinar durante as horas de sono.

❏ Se você usualmente sonha, procure anotar seus sonhos logo ao acordar, pois são facilmente esquecidos. O sonho é material originado diretamente em sua alma. É a manifestação viva do inconsciente. Os sonhos poderão ser úteis principalmente se estiver fazendo psicoterapia.

❏ Habitue-se a sair da cama vagarosamente, sem sobressaltos. Seu organismo precisa adaptar-se à nova posição. Caso levante muito rápido poderá ocorrer uma sensação de tontura passageira que pode ser fisiológica (ou seja, normal).

❏ Acordar-se à mesma hora é importante para o bom funcionamento do organismo. Leve em consideração que acordamos de manhã por força da circulação de um hormônio produzido pelas glândulas suprarrenais, a adrenalina. Ela agita o nosso sono, tornando-o superficial. Isto ocorre diariamente como se tivéssemos um relógio dentro de nós. Esta periodicidade do organismo é conhecida como *ritmo circadiano*. Por força também deste hormônio e das reações que ele desencadeia, ocorre mais frequentemente das 7 às 10 horas da manhã uma maior incidência de crises hipertensivas e infartos. Por isto:

– Prefira a tarde para exercitar-se, se for hipertenso ou anginoso.

– Faça ao acordar alongamentos que relaxam sua musculatura sem elevar a pressão arterial.

❏ Se você ronca e faz pausas na respiração enquanto dorme, procure um médico especialista em doenças do sono. Há alguma relação entre pausas na respiração e o ronco com as doenças cardiovasculares.

❏ Se você sofre de insônia crônica procure seu médico. Ele poderá prescrever sedativos que facilitem ou induzam seu sono. Os remédios mais frequentemente usados para isso são chamados benzodiazepínicos.

PÍLULAS PARA UMA ALIMENTAÇÃO SADIA

❑ Procure evitar gordura animal. Evite derivados do leite: manteiga, nata, queijos.

❑ Prefira margarinas cremosas vegetais às de bastão.

❑ Prefira chá a café.

❑ Se você tem colesterol elevado, evite ovos.

❑ Mesmo se o seu colesterol é normal, evite excessos.

❑ Prefira saladas verdes mais pigmentadas ou coloridas, pois contêm mais flavonoides e ácido fólico (por exemplo, espinafre, brócolis, cenouras, tomate, repolho roxo).

❑ Se você tiver tendência à hipertensão, evite o sal.

❑ Se não tiver, uma dieta hipossódica não irá prejudicá-lo(a).

❑ Churrasco pode ser feito sem sal, usando páprica picante ou pimenta cayenna, mantendo o mesmo sabor.

❑ Se você é hipertenso, pode comer 3-4g de sal por dia. Isto é o equivalente a três ou quatro tampinhas de caneta Bic cheias de sal.

❑ Queijos brancos (tipo minas) têm baixo conteúdo de gordura e colesterol, da mesma forma o requeijão light.

❑ Tome leite desnatado.

❑ Prefira azeite de oliva ou óleo de canola. Evite fritar o azeite.

❑ Evite frituras de qualquer espécie.

❑ Prefira grelhados.

❑ Coma grãos e cereais, prefira os integrais, que têm maior concentração de fibras.

❑ Prefira carnes brancas de aves e peixes sem pele.

❑ Prefira vinho tinto, um cálice por refeição.

❑ Use cebola, alho e berinjela, pois contêm flavonoides e polifenóis, baixando o colesterol e elevando o HDL.

❑ Café não faz subir a pressão arterial, mas pode causar arritmias cardíacas.

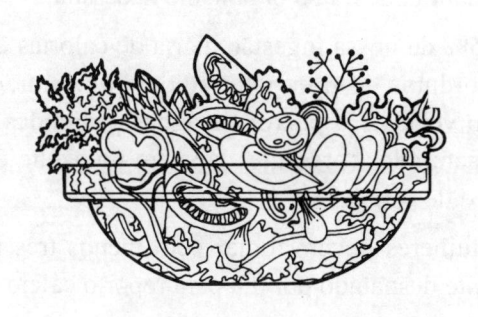

❑ Café parece fazer subir a homocisteína, um aminoácido relacionado com o desenvolvimento de obstrução das artérias pela aterosclerose. O uso diário de 400 microgramas de ácido fólico, presente também nos vegetais, antagoniza a homocisteína em excesso.

❑ Evite carnes vermelhas, pelo seu conteúdo de gorduras saturadas. Búfalo é a carne vermelha com menos gorduras saturadas.

❑ Coma fibras. Fibras são moléculas químicas que têm a propriedade de fixar-se às gorduras no intestino, sendo então eliminadas. Agem, portanto, sobre o colesterol, reduzindo-o. Facilitam também o trânsito intestinal e reduzem a incidência de tumores do aparelho digestivo, principalmente do colo. Os cereais integrais, por exemplo, arroz, contêm fibras em maior quantidade.

❑ Use fibra de trigo no café da manhã (três colheres de sopa misturadas na salada de frutas ou leite ou iogurte desnatado). É a forma mais simples de ingerir fibras na quantidade que o organismo necessita.

❑ 25% de nossa ingestão diária de calorias deve vir de gorduras do tipo polinsaturado (encontrados nos óleos vegetais e peixes de águas profundas) e monoinsaturados (presentes também no azeite de oliva e óleo de canola).

❑ Mulheres devem tomar pelo menos três porções de leite desnatado por dia para repor o cálcio e evitar a osteoporose.

❏ Tenha cuidado com alguns componentes da alimentação porque eles reduzem a absorção de cálcio: excesso de sal e de proteína animal, laxantes, diuréticos, cafeína.

❏ Coma mais vezes durante o dia, em menor quantidade.

❏ Coma devagar, aprenda a saborear a refeição, sente-se para comer. Coma com amigos, desenvolva conversas leves (mastigue o alimento).

❏ Coma sentado, em qualquer situação. Não aceite o jogo da pressa: comer de pé ou dentro do carro.

❏ Não fale assuntos complicados durante as refeições.

❏ Não coma entre as refeições tira-gostos de baixo poder nutritivo, ricos em gorduras e calorias.

❏ Se você tem a tendência a subir sua glicose acima de 115, não espere, evite hidratos de carbono (doces, farináceos, açúcar etc.) e procure seu médico. Você pode estar iniciando um quadro de intolerância à glicose, o início da diabete.

❏ Coma tomates ou derivados todos os dias, principalmente se você for homem. O tomate contém licopeno, que reduz o câncer de próstata.

DICAS DE CAFÉ DA MANHÃ

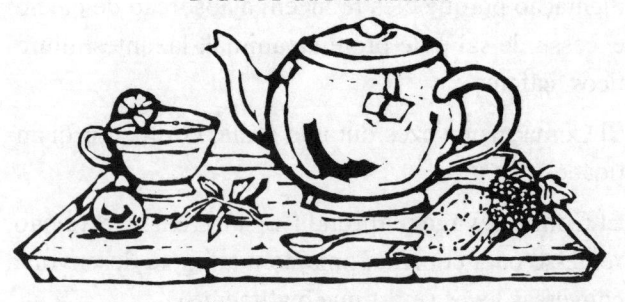

❑ Tome café da manhã completo. Sente-se e coma devagar.

❑ Evite no café da manhã a ingestão de gorduras.

❑ Use chá ou café.

❑ Use só leite desnatado (um copo = 72 calorias).

❑ Use pão integral (duas fatias = 77 calorias).

❑ Prefira alimentos ricos em fibras:
   – Germe de trigo (três colheres – 150 calorias).
   – Cereais (aveia, granola).

❑ Use frutas da estação, mel, ricota, queijos brancos (tipo queijo de minas).

❑ Use sucos (laranja etc) sem açúcar.

❑ As frutas podem ser cortadas em pedaços, misturadas e acrescidas de leite desnatado e cereais.

❑ As quantidades e variedades no café da manhã devem adaptar-se ao tipo de atividade diária e ao consumo de energia da atividade desenvolvida. Por exemplo: uma dona de casa necessita 340 calorias; uma criança, 400; um estudante, 520; um profissional sedentário, 500; profissional que se exercita pela manhã, 600; trabalhador braçal, 720.

Dica de sanduíche light, sem gordura

– 2 fatias de pão integral.
– 2 folhas de alface.
– 2 fatias de tomate.
– 2 fatias de queijo branco tipo Minas.
– 1 fatia de presunto de peru.
– 1 clara de ovo cozida na frigideira Tefal sem gordura.
– Aquecer levemente na torradeira ou micro-ondas.

Dica de molho de tomate sem gordura saturada

(Colaboração de Tanira Loureiro)

– 2 cebolas médias bem picadas.
– 2 tomates grandes, maduros, picados.
– 1 colher de sopa de óleo de oliva ou de milho.
– 1 dente de alho amassado.
– 1 colherinha de café de sal.
– 7 folhinhas de sálvia e pimenta a gosto.
– ½ colherinha de café de açúcar.
– 1 tablete de caldo de carne desengordurado.
– 1 xícara de água.

Modo de preparar:

Fritar a cebola e o alho no azeite, acrescentar o tomate e refogá-lo com os demais ingredientes.

DICA DE COMO TIRAR A GORDURA DOS TABLETES DE CALDO DE CARNE

(Colaboração de T. Loureiro)

– Cortar o tablete em fatias bem finas.
– Dissolver com um pouco de água fervente.
– Levar ao congelador por uma hora ou ao freezer por 30 minutos.
– Remover placa de gordura da superfície.
– 1 tablete equivale a uma xícara de caldo.

DICA DE MAIONESE SEM GEMA DE OVOS

– 1 cenoura média cozida.
– Meio copo de leite desnatado.
– Colocar o azeite de oliva no liquidificador até obter o ponto da maionese.
– 3 claras de ovos cruas.
– gotas de suco de limão.
– sal a gosto.

DICA DE SALADA VERDE RICA EM FLAVONOIDES

– Alface americana.
– Rúcula.

– Radicci.
– Alcachofra.
– Alcaparras.
– Palmito.
– Espinafre (folha).
– Tomates secos.
– Lascas de queijo de minas.
– Lascas de azeitonas.
– Champignon natural.
– Vinagre balsâmico.
– Azeite de oliva ou molho do tomate seco.

Dica de molho branco sem gordura animal

(Colaboração da nutricionista Aline Schneider)

– Duas colheres de sopa de margarina vegetal light.
– Duas colheres de sopa de farinha de trigo ou amido de milho.
– Meia cebola.
– Dois copos de leite desnatado.
– Duas pitadas de sal.
– Duas pitadas de noz-moscada.

Modo de preparar:

Refogar a cebola na água, acrescentar a farinha ou o amido de milho e adicionar lentamente o leite até atingir consistência cremosa. Desligar o fogo antes de ferver.

PÍLULAS SOBRE SUPLEMENTAÇÃO DE VITAMINAS, MINERAIS E COMPLEMENTOS NUTRICIONAIS

❑ Vitaminas são produtos nutricionais de diferentes fórmulas químicas que, em pequena quantidade, são essenciais para o metabolismo e desenvolvimento do organismo.

❑ Pelo fato da maioria das vitaminas não serem produzidas em quantidade suficiente pelo organismo, precisam ser suplementadas pela alimentação.

❑ As vitaminas são divididas em dois grupos: as lipossolúveis, solúveis em gorduras, e, portanto, armazenáveis no organismo, e as hidrossolúveis, que não podem ser armazenadas.

❑ De modo geral, alimentação usual já fornece as vitaminas necessárias em quantidade suficiente. No entanto, com o passar da vida, a absorção pelo organismo diminui e a suplementação é aconselhável.

❑ As vitaminas lipossolúveis são A, D, E e K.

❑ Todas as vitaminas, quando largamente excedidos os limites superiores de ingestão, causam sintomas e danos ao organismo.

❑ Passe a olhar nos rótulos dos alimentos se há e quais

são as vitaminas adicionadas. Prefira os alimentos enriquecidos (cereais, leite etc.).

❏ **Radicais livres**: São moléculas alteradas que existem naturalmente no organismo e que causam dano em outras moléculas sadias, roubando elétrons delas para se estabilizarem.

❏ **Antioxidantes**: São substâncias cujas moléculas neutralizam os radicais livres, oferecendo seus próprios elétrons e assim protegendo as moléculas sadias de serem lesadas.

VITAMINAS

❏ **Vitamina A: (retinol)** Importante para ter olhos, ossos e pele sadios. Sua falta pode provocar deficiência imunológica e vulnerabilidade às infecções.

Valor diário necessário: 5.000 UI (Unidades Internacionais).

Limite máximo: 10.000 UI.

Fontes naturais: cenoura, manga, abóbora, batata-doce, espinafre, vagem e ervilha. Frutas amareladas e verduras folhosas verde-escuras que contêm beta-caroteno (chamado de provitamina, pois se transforma em vit. A). Como é solúvel em gordura, sua fonte principal é fígado e ovos.

Outros fatos: Remédios que impeçam a absorção de gorduras também afetam a sua absorção. (Xenical, por exemplo).

❏ **Vitamina D:** Ajuda a absorver o cálcio dos alimentos. Deposita cálcio e fósforo nos ossos.

Valor diário necessário: 400 UI.

Limite superior: 2000 UI.

Fontes naturais: Sol (tomar sol no verão mantém armazenada a vitamina D até o inverno), cereais, ovos, *herring* (peixe), leite (principalmente os adicionados), salmão, sardinha, queijos magros e iogurte.

❏ **Vitamina E (d-alfatocoferol):** Neutraliza os radicais livres que podem causar doença cardíaca e câncer. Estimula o sistema imunológico. Protege os diabéticos dos danos causados pela doença. É antioxidante.

Valor diário necessário: 30 UI.

Recomendado para evitar doença cardíaca: 400 UI.

Limite superior: 1.200 UI.

Fontes naturais: Óleos de milho, de girassol, de soja, espinafre, germe de trigo, grãos integrais, semente de girassol, feijão.

❏ **Vitamina K:** É essencial para a coagulação do sangue. É absorvida com a gordura. Não é necessário suplementar vitamina K através de comprimidos.

Valor diário necessário: 80 mcg.

Limite superior: 30.000 mcg.

Fontes Naturais: Brócolis, couve-flor, fígado, vegetais verdes folhosos, óleo de soja.

Outros fatos: Os pacientes que tomam medicamentos anticoagulantes devem continuar ingerindo os alimentos que contêm vitamina K.

❏ **Vitamina B_1 (tiamina)** – Ajuda o organismo a transformar carboidratos em energia. Ajuda o cérebro a usar a glicose.

Valor diário necessário: 1,5 mg.

Limite superior: 50 mg.

Fontes naturais: Ervilha, vagem, feijão, carne, pão, presunto, cereais (como aveia), laranja, massa, arroz, germe de trigo.

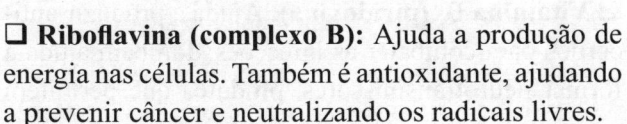

❏ **Riboflavina (complexo B):** Ajuda a produção de energia nas células. Também é antioxidante, ajudando a prevenir câncer e neutralizando os radicais livres.

Valor diário necessário: 1,7 mg.

Limite superior: 200 mg.

Fontes naturais: Aspargo, brócolis, cereais, feijão, grãos, leite, espinafre, iogurte, frango.

Outros fatos: Quem usa álcool em quantidade e quem toma pílula anticoncepcional deve suplementar o complexo B, pois ambos tem absorção reduzida de riboflavina.

Niacina (ác. nicotínico): Ajuda o organismo a utilizar o açúcar e os ácidos graxos. Baixa o colesterol ruim (LDL) e sobe o bom (HDL). Reduz reações alérgicas por inibir a produção de histamina.

Valor diário: 20 mg.

Limite superior: 200 mg.

Fontes naturais: Pão, cereais, peito de galinha, carne de vitela e atum.

Outros fatos: A falta de niacina causa "pelagra", uma doença hoje rara, que provoca inflamação da pele, diarreia e até a morte.

❑ **Vitamina B$_6$ (piridoxina):** Ajuda a produzir anticorpos para combater as infecções. Também ajuda a formar neurotransmissores, produtos que permitem aos neurônios se comunicar entre si.

Valor diário necessário: 2 mg.

Limite superior: 100 mg.

Fontes naturais: Abacate, banana, carne, arroz integral, galinha, ovos, aveia, amendoim, óleo de soja, amêndoas, trigo integral, feijão.

❑ **Vitamina B_{12} (cobalamina):** Ajuda a formar a capa de proteção dos nervos (mielina). Sua falta faz subir os níveis de homocisteína que pode obstruir vasos e causar infarto (veja, abaixo, ácido fólico). É também importante na formação de glóbulos vermelhos. Sua falta causa "anemia perniciosa".

Valor diário: 6 mcg.

Limite superior: 3.000 mcg.

Fontes naturais: Mariscos, caranguejo, ostra, salmão, atum, presunto e carnes em geral e outros produtos animais.

Outros fatos: Vegetarianos podem ter deficiência de B_{12} e devem suplementá-la.

❑ **Ácido fólico (vit. B_9):** É essencial na formação do DNA de células novas. Reduz níveis sanguíneos de homocisteína e com isso reduz a doença coronária. Homocisteína é um aminoácido que acumula no sangue de quem come muita carne.

O ácido fólico protege contra câncer do pulmão, cólon e útero. Protege fetos de malformação do cérebro e medula. Está clara a sua participação nos mecanismos de multiplicação das células, sendo sua falta uma das principais causas de malformações congênitas da medula do feto. Recentemente, um estudo observacional identificou sua participação na prevenção de doença coronária (aterosclerose) através da antagonização de homocisteína, um aminoácido encontrado na carne vermelha e café, que está sendo responsabilizado pelos infartos em indivíduos jovens, magros e sem colesterol elevado. O uso de 400 mcg de ác. fólico parece ser fundamental para homens e mulheres, pois o Food and Drug Administration (EUA) determinou sua adição em quase todos os produtos alimentares de pacote (sucrilhos, biscoitos etc).

Valor diário necessário: 400 mcg.

Limite máximo: 1.000 mcg.

Fontes naturais: Como o nome diz, está presente em folhas verdes, necessitando reposição devido à dificuldade de ingestão alimentar suficiente. Está presente também nos aspargos, feijão, ervilha, brócolis, legumes, cereais, suco de laranja, espinafre. Quase 50% do ác. fólico perde-se no preparo dos alimentos, pela luz e calor.

Biotina (Complexo B): Ajuda o organismo a transformar os alimentos em energia (proteína e gordura). Diabéticos têm níveis baixos de biotina e a suplementação ajuda a regular o açúcar no sangue.

Valor diário necessário: 300 mcg (não há necessidade de suplementação).

Limite superior: 2.500 mcg.

Fontes naturais: Couve-flor, fermento de cerveja, cereais, milho, gema de ovo, leite, amendoim, grão de soja, castanhas.

❏ **Acido pantotênico**: Ajuda a converter alimentos em energia e participa na síntese de hormônios e utilização de gorduras e colesterol.

Valor diário necessário: 10 mg.

Limite superior: 1.000 mg.

Fontes naturais: Cereais, cogumelo, amendoim, salmão, grãos integrais. Perto de 50% são perdidos no processamento dos alimentos. Portanto, prefira grãos integrais.

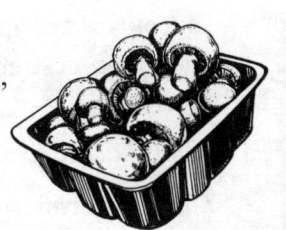

ELETRÓLITOS E SAIS MINERAIS

❏ **Cálcio:** Usado na formação de ossos e dentes, participa na coagulação do sangue e contração do coração.

Valor diário necessário:

>Crianças: 800 a 1.200 mg.
>Jovens: 800 a 1.500 mg.
>Adultos: 1.000mg.
>Idosos: 1.500 mg.

Limite máximo: 2.500 mg.

Fontes naturais: Brócolis, leite, queijo, suco de laranja, salmão, iogurte.

❏ **Cromo:** Junta-se à insulina para queimar a glicose. Sua falta pode gerar a intolerância à glicose, fase inicial da diabete. Sobe também o colesterol bom, HDL.

Valor diário necessário: 120 mcg.

Limite superior: 1.000 mcg.

Fontes naturais: Brócolis, suco de frutas, presunto.

❏ **Cobre:** Participa na formação do tecido conjuntivo que forma a estrutura de órgãos como o coração e os vasos.

Valor diário necessário: 2 mg.

Limite superior: 9 mg.

Fontes naturais: Vagem, ervilha, feijão, pó de chocolate (cacau), cogumelos, castanha, sementes, grãos integrais, ostras cozidas.

❏ **Flúor:** Fortalece os dentes e os ossos.

Valor diário necessário:
        Crianças: 1 a 2,5 mg;
        Adultos: 1,5 a 4 mg.

Limite superior: 10 mg.

Fontes naturais: Água fluorada, peixes de mar.

❏ **Iodo:** Usado pela tireoide para produzir seu hormônio tiroxina, que regula o metabolismo.

Valor diário necessário: 150 mcg.

Limite superior: 1.000 mcg.

Fontes naturais: Pão, sal iodado, lagosta, peixes de mar, leite, ostra, camarão.

❏ **Ferro**: Participa na formação de hemoglobina, que transporta oxigênio no sangue (nos glóbulos vermelhos). Deposita-se na medula óssea, fígado e baço.

Valor diário necessário: 18 mg.

Limite superior: 65 mg.

Fontes naturais: Feijão, batatas, cereais, ostra, mariscos, semente de abóbora, grão de soja.

❏ **Magnésio:** É essencial para desenvolver dentes e ossos sadios. Participa da função cardíaca, evitando arritmias (disparos do coração), contribui no tratamento da asma e da hipertensão.

Valor diário necessário: 400 mg.

Limite superior: 700 mg.

Fontes naturais: Abacate, batata, banana, brócolis, arroz integral, aveia, espinafre, iogurte, feijão.

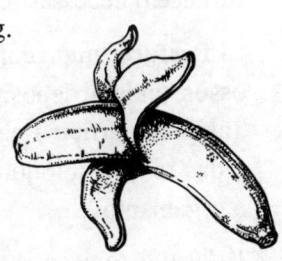

❑ **Manganês:** Participa de inúmeras reações químicas no organismo, que formam osso, cartilagem, tecido conjuntivo e cérebro.

Valor diário necessário: 2 mg.

Limite superior: 10 mg.

Fonte natural: Pó de chocolate (cacau), castanha, suco de abacaxi (há 2 mg de manganês em cada copo de suco de abacaxi), sementes, chá, germe de trigo, grãos integrais, feijão. Dieta normal já fornece o suficiente.

❑ **Molibdênio:** Participa na produção de hemoglobina do glóbulo vermelho, que transporta oxigênio pelo organismo. Faz parte das enzimas que participam na produção de proteínas.

Valor diário necessário: 75 mcg.

Limite superior: 350 mcg.

Fontes naturais: Feijão, cereais, leite e derivados, vegetais folhosos escuros, grãos integrais. Dieta normal fornece o necessário.

❑ **Fósforo:** Junto com o cálcio ajuda na formação dos ossos, onde se deposita 85% do fósforo do organismo. Também participa na formação do DNA, dos genes, e das reações bioquímicas que liberam energia para o organismo.

Valor diário necessário: 1.000 mg.

Limite superior: 4.000 mg.

Fontes naturais: Carne, brócolis, peito de galinha, leite, salmão, iogurte, aveia. Existe suficiente na dieta normal.

❏ **Potássio**: Mantém a pressão arterial pelo bombeamento de sódio e potássio através da membrana da célula. Também é necessário para manter a contração muscular, a atividade elétrica do coração e dos nervos. Evita arritmias do coração. Sua falta provoca câimbras.

Valor diário necessário: 3.500 mg.

Limite superior: 4.500 mg.

Fontes naturais: Pêssegos secos, banana, batata, espinafre, ameixa, suco de laranja, tomate.

❏ **Selênio**: Protege dos radicais livres que podem causar câncer e doença cardíaca. É antioxidante. (Ver vitamina E.) Ajuda a manter o vírus HIV sob controle.

Valor diário necessário: 55 mcg.

Limite superior: 200 mcg.

Fontes naturais: Castanha de caju, mariscos, caranguejo, lagosta, ostra, grãos integrais.

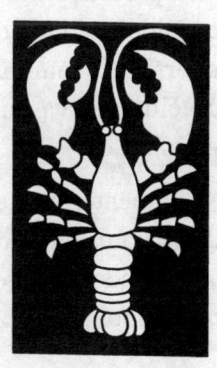

❏ **Zinco**: Importante na cicatrização e proteção imunológica. Há maior necessidade na gravidez, lactação e fase de crescimento, e convalescença de cirurgias, pela sua participação na formação de novas células.

Valor diário necessário: 15 mg.

Limite superior: 30 mg.

Fontes naturais: Carnes, ovos, cordeiro, castanhas, ostra cozida, iogurte, grãos integrais, feijão.

Outros produtos nutricionais

❏ Ômega 3

Composto por três tipos de ácidos graxos polinsaturados, foi identificado nos peixes de água fria do mar do norte que o ingerem através de um tipo de plâncton muito comum nas águas daquela região.

Sua presença muito rica na dieta de esquimós foi considerada uma das causas da ocorrência mínima de infartos e acidentes vasculares naquela população.

Atualmente, existem comprimidos para uso diário. São também adicionados a alguns tipos de leite e pão disponíveis no país.

❑ Vinho

As populações que fazem uso de grande quantidade anual terminam por apresentar menor incidência de infarto, angina, acidentes vasculares. Trata-se do "paradoxo francês", pois na França ingere-se grande quantidade de gorduras que são antagonizadas no seu efeito deletério pela ação de fenóis flavonoides (principalmente quercitina e resveratrol), reduzindo a incidência de doença cardiovascular por obstrução das coronárias. Ocorrem mais no vinho tinto em proporção quase 10 para 1 e apresentam o mérito de fazer subir o HDL colesterol (bom) e reduzir o LDL, além de diminuir a potencialidade de formação de trombos dentro da circulação (efeito semelhante ao da aspirina). Estudos desenvolvidos pelo Dr. Protásio Lemos da Luz, no Incor, parecem apontar para a redução de placas de gordura instaladas nas paredes dos vasos.

❑ Alho, cebola, berinjela

Todos contêm flavonoides semelhantes ao vinho e, tal como ele, parecem exercer sua ação.

A berinjela, estudada em ratos na Unicamp, demonstrou reduzir em até 20% o colesterol total.

❑ Chá

Os chás preto, verde e os não herbais contêm flavonoides. Devem ser preferidos no lugar do café.

❏ Licopeno

Observou-se que indivíduos que comem tomate e seus derivados com frequência têm menor incidência de câncer de próstata. O produto apontado como responsável por este benefício é o licopeno, que pode ser ingerido em quantidade de 10 a 15 mg por dia.

PÍLULAS PARA VIVER MELHOR CONSIGO MESMO

- Aceite suas imperfeições.

    A vida humana é um processo de contínua procura da perfeição. Todos nós somos imperfeitos.

- Sua depressão pode aumentar como bola de neve. Interrompa-a precocemente com bons pensamentos positivos.

- Não deixe seus próprios pensamentos ferirem-no(a).

- Viva o "agora".

    O momento presente é o mais significativo de nossas vidas, pois temos controle sobre ele. Não podemos alterar o passado nem definir o futuro. Mas podemos ser donos do presente.

- Viva como se este fosse o último dia de sua vida.

    Ponha toda a intensidade nos atos do dia de hoje, pois amanhã você não terá as mesmas oportunidades. A história não se repete para que você possa corrigir seus erros.

- A vida não tem ensaio geral. Cada dia ocorre a grande performance com sabor de estreia.

- Seja flexível. Adapte-se às circunstâncias.

    O ser humano está em adaptação desde sempre e para sempre.

- Tenha uma boa imagem de si mesmo(a). Você poderá respirar melhor se se aceitar como é.
- Seja mais paciente.
- Em qualquer circunstância, mantenha o entusiasmo.
- Pratique a simplicidade e a humildade. Sua vida terá mais sentido, mais conteúdo.
- Seja o(a) primeiro(a) a pedir perdão.
- Seja sincero(a) ao pedir perdão.
- Agradeça. Sempre agradeça.
- Se as coisas vão mal, em primeiro lugar acalme-se.
- Calma!
- Crie seu próprio sistema de autoajuda.
- Medite! Reserve momentos diários de recolhimento para que possa se encontrar e encontrar Deus.
- A vida não é uma emergência!

    Pergunte-se qual importância terá o fato que lhe incomoda hoje daqui a um ano.

- Batalhas são inevitáveis na vida. Escolha as suas com inteligência.
- Transforme-se de ator dramático em ator romântico.
- "Julgue seu sucesso pelas coisas que você teve que renunciar para consegui-lo." (Thoreau)
- Exercite-se em esquecer seus pensamentos negativos. Não dê ouvidos ao seu lado escuro e sombrio.

❏ Agradeça pelo que você tem, não chore pelo que gostaria de ter.

❏ Seja feliz aqui e agora.

❏ Faça uma coisa de cada vez.

❏ Faça planos, entusiasme-se com eles, mas, se necessário, aceite alterá-los sem decepções ou resistências.

❏ Sonhe! Sonhe muito!

> *Sonho é a matéria de que são feitos os grandes homens e mulheres.*

❏ Faça do seu trabalho momentos de enriquecimento pessoal. Seu trabalho é essencial em sua vida.

❏ Adote uma planta. Cuide dela como se fosse um filho.

❏ Madrugue. Até Deus ajuda quem madruga.

❏ Seu fracasso é, às vezes, um golpe de sorte.

❏ Preserve o seu Planeta Terra. Ele é o veículo onde você realiza a viagem de sua vida.

❏ Ensine o que você sabe.

> *Jamais oculte o que você aprendeu. Isto o fará viver através dos tempos.*

❏ A necessidade um do outro não é uma boa companheira para o amor.

❏ Ouça seu coração. Ele expressa seus sentimentos de forma simples e sincera.

❏ Saiba ler a expressão dos olhos de quem você ama. Eles transmitem em primeira mão os sentimentos da alma.

❏ Confie em seu coração. Deixe-o prescrever-lhe a terapêutica para sua alma.

❏ Não durma demais. Também não durma pouco, seis a oito horas diárias são suficientes.

❏ Não acredite em tudo que lhe contam. Pense e raciocine com sua própria cabeça.

❏ Não se leve muito a sério. Ria de si mesmo às vezes.

❏ Mesmo perdendo, não perca a oportunidade de aprender.

❏ Reze. Esta é sua força.

❏ "Ponha um pouco de amor na sua vida." (Vinicius de Moraes.)

❏ Seus problemas e fracassos são somente lições para seu aprendizado.

❏ Dê um tempo a si próprio.

> *Não há problema que não possa ser resolvido após uma boa noite de sono.*

❏ Acredite no poder da sua mente. Seja positivo.

❏ Lembre-se: Mais e maior nem sempre é o melhor.

❏ Leia livros e artigos com ideias diferentes da sua.

❏ Confie em sua intuição.

❏ Procure tempo para sua meditação e programe-o, ponha em sua agenda.

❏ Fique sozinho, às vezes. Aprenda a conviver consigo mesmo.

❏ Meta-se com sua vida. Esqueça a dos outros.

❏ *Festina Lenter*. Apressa-te calmamente. (Provérbio latino)

❏ Não acredite em tudo só porque está escrito ou porque lhe disseram como verdade.

❏ Fale devagar, mas pense rápido e aja ligeiro.

❏ Diga: "Bom dia", "Boa tarde", "Como vai?", "Por favor", "Desculpe", "Com licença" etc.

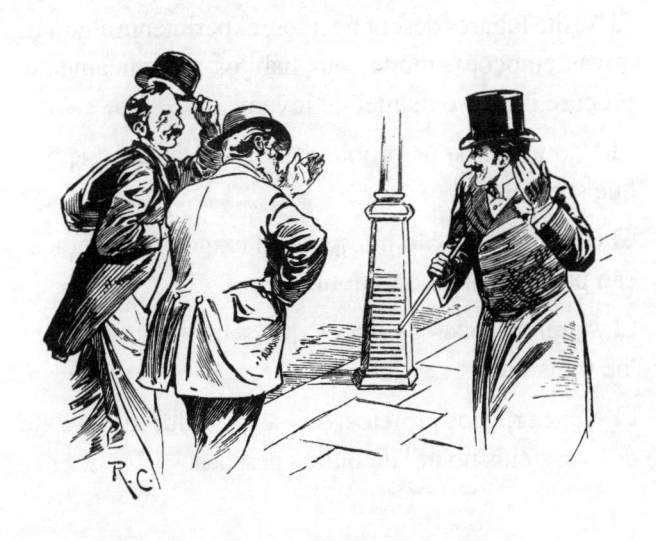

❏ Se não conhece ainda a pessoa, faça a pergunta fundamental: como é seu nome?

> *Isto gratifica a todos, pois o nome é a marca que cada um gosta de ostentar, seja quem for e que importância tenha.*

❏ Conheça as leis, respeite-as, mas não se escravize.

> *Use o bom-senso.*

❏ Não queira viver sem riscos: as grandes conquistas, os grandes avanços, o sucesso e os melhores amores envolvem riscos.

❏ Em cada fato novo, bom ou ruim, pergunte-se: "Qual é a importância disso?"

> *Assim você reduzirá todos os seus sobressaltos ao seu devido tamanho.*

❏ Visite lugares desconhecidos, experimente algumas novas emoções, mude seus hábitos periodicamente, procure inovar e manter-se jovem.

❏ Não antecipe os problemas. Resolva-os à medida que surgirem.

❏ Qualquer relação interpessoal exige muita dedicação para tornar-se duradoura.

❏ Aprenda todas as lições que seus amigos podem lhe transmitir.

❏ Nunca ria dos projetos, dos sonhos, dos ideais e até dos "castelos no ar" de outras pessoas.

❏ Não deixe que longas e sinceras amizades sejam feridas por questões menores perfeitamente superáveis.

❏ Sorria muito.

❏ Festejar o sucesso é tão importante quanto analisar as causas do insucesso. Festeje! Comemore!

❏ Viva positivamente. Veja sempre em primeiro lugar o lado bom de cada acontecimento. Até dos piores.

❏ Não ignore a doença, não faça pouco da dor. Procure seu médico.

❏ Aprenda a dizer "não" para os outros, para que você possa dizer "sim" a si próprio(a).

❏ Você só deve partir para a busca depois de saber o que quer encontrar.

❏ Se não sair na direção do que quer, nunca chegará lá.

❏ Mantenha distância dos invejosos.

❏ Tenha opiniões, mas não se mate por elas.

❏ Torça por mais de um time para ter alternativas para suas alegrias.

❏ Se quiser viver muito, afaste-se das bolsas de valores.

❏ Faça alguma atividade manual. Ponha em ação as suas mãos. Isto se constitui em alívio das tensões.

❑ Mantenha a sua cabeça em funcionamento.

> *Aparentemente, cérebros mais ocupados são menos predispostos à degeneração precoce e à doença de Alzheimer.*

❑ Use bem suas coisas. Como você provavelmente já tem o bastante, prolongue para muito além da compra a alegria que cada objeto novo lhe dá.

> *Continue interessado em seus objetos mais antigos. Não transforme a sua vida em um depósito de desinteresses ou de objetos abandonados.*

❑ Exercício físico ajuda a vencer depressão, solidão, falta de vontade, tédio, raiva.

❑ "Quanto mais meu filho trabalha, mais sorte tem." (Atribuída ao pai de Louis Pasteur)

❑ Lembre-se que mesmo no churrasco de domingo ou na feijoada de sábado você está arriscando sua vida. Não se arrisque, evite a doença.

❑ Não é o chegar lá que conta, é o ir lá.

❑ Repita seu nome vagarosamente. Não é um belo nome? Pois use-o com classe.

❑ Seja gentil consigo mesmo.

❑ "Ao final da vida só nos arrependeremos pelo que não fizemos." (Ouvida do Prof. Zerbini)

❑ Simplifique sua vida.

❑ Tenha respeito pelos seus limites físicos e psíquicos.

❏ Mudar de ideia, alterar opiniões não significa fraqueza, mas evolução e crescimento.

❏ Não seja exigente; aceite o meio-termo.

Felicidade não quer dizer perfeição.

❏ Nem Jesus Cristo conseguiu unanimidade.

Não tente agradar a todos.

❏ Cerque-se de gente feliz e objetos que lhe dão satisfação.

❏ Responda à inveja com mais trabalho.

❏ "Nada vence o trabalho." (Ouvida do Dr. Zerbini.)

❏ Não antecipe seu sofrimento. Deixe os fatos ocorrerem para depois enfrentá-los.

❏ Qualquer projeto pequeno e malfeito dará o mesmo trabalho que outro de tamanho adequado e benfeito. Não esqueça que o malfeito termina por ser refeito.

❏ Bom humor pode não ser só um momento, mas um estado de espírito desenvolvido e adquirido.

❏ Tempo e dinheiro exigem prioridade. Mas mantenha o equilíbrio.

❏ Não se pode ter tudo. Às vezes, perdendo se ganha.

❏ Desalento, às vezes, significa que você está se tornando sério(a).

❏ Jogue um pouco na Megasena acumulada para exercitar o sonho. Depois, caia na realidade e exercite a humildade ao saber do resultado.

CURE-SE...

Cure-se de suas invejas.

Cure-se da mania de vencer sempre.

Cure-se da pressa.

Cure-se de suas raivas.

Cure-se de si mesmo(a).
Você pode exercer efeito maléfico sobre você mesmo(a). Você pode ser prejudicial à sua própria saúde.

Cure-se do hábito de não pensar, não refletir.

Cure-se da superficialidade.

Aprenda a agradecer. Agradeça a todos, todos os momentos.

PÍLULAS PARA VIVER MELHOR COM OS OUTROS

❏ Deixe que os outros falem, não os interrompa.

❏ Ajude alguém anonimamente.

❏ Conceda o perdão mesmo antes de ser solicitado. Peça perdão.

❏ Dê razão aos outros na maior parte do tempo.

Há poucos temas em que se exige demonstrar nossas divergências.

❏ Procure entender os outros. Seja receptivo(a).

Entenda as diferentes realidades de cada um.

❏ Busque a verdade nas suas afirmações. Os outros merecem.

❏ Prepare um jantar para seu melhor amigo.

❏ Prepare um jantar para seu segundo melhor amigo. E para o terceiro...

❏ Seja caridoso(a), sem olhar a quem.

- Seja generoso(a).
- Manifeste às pessoas seu carinho e seu amor.
- Elogie alguém todos os dias.
- Sorria para estranhos que passam por você. Isto melhorará o dia de ambos.
- Não critique os outros antes de calçar os seus sapatos.

   Como diz o ditado, cada um sabe onde lhe aperta o sapato.

- Seja um motorista gentil. Não brigue no trânsito, você estará ferindo a si próprio.
- Faça pequenos favores para todos.

   Não contabilize, não faça balanço dos seus créditos com os outros.

- Seja gentil até ao discordar.
- Seja solidário. Visite um amigo solitário, ou um amigo em sofrimento.
- Esteja mais presente nas tristezas do que nas alegrias de quem você estima.
- Aceite que discordem de você.

   Procure ouvir mais os que discordam de você e o(a) estimam.

❑ Uma sincera amizade, uma boa parceria ou uma relação mais íntima exigem muita dedicação e trabalho.

❑ Seja gentil com os outros.

❑ Respeite o ritmo dos outros. Cada um tem sua própria velocidade, respeite-a, para que respeitem a sua.

❑ Ouça duas vezes, só depois fale uma vez.

❑ Procure conviver com gente feliz; você se transformará em um deles.

❑ Aceite com humildade o reconhecimento de seus amigos.

❑ Mais importante do que o próprio sucesso é ser reconhecido pelos seus pares.

❑ Qualquer relação interpessoal exige muita dedicação e respeito.

❑ Aprenda todas as lições que seus amigos podem lhe transmitir.

❑ Nunca ria dos projetos, dos sonhos, dos ideais e até dos castelos no ar, de outras pessoas.

❑ Não deixe que longas e sinceras amizades sejam feridas por questões menores perfeitamente superáveis.

PÍLULAS PARA UMA VIDA AFETIVA MELHOR

❑ O amor não significa dependência.

Ao contrário: o verdadeiro amor deve ter o perfume da liberdade. Rompa suas amarras: ame com liberdade.

❑ O amor e o respeito a nós mesmos é fundamental.

Nunca permaneça numa relação destrutiva, mesmo que você ache que ama a outra pessoa..

❑ Aprenda a ver com o coração e não com os olhos.

❑ Veja a pessoa amada com realismo. Não a idolatre. Não a coloque em um pedestal. Não a idealize.

❑ A felicidade vem do nosso interior, não depende dos outros, mas de nós mesmos.

❑ Os relacionamentos fazem-nos crescer. Este aprendizado constante é mais importante do que o acúmulo de bens ou de títulos.

❑ Procure não se apegar às coisas materiais.

❑ Sua capacidade de amar nunca acaba. Calma! Outras oportunidades poderão trazer-lhe a pessoa certa.

- Relacionamento exige muito cuidado e atenção.

- Ame-se. Não se preocupe com a opinião dos outros. Saiba dizer "não!" quando não quer alguma coisa. Saiba dizer "eu discordo". Se não fizer isso, abrirá as portas para a raiva quando se der conta do insucesso da relação.

- Seu relacionamento é mais importante que seu jogo de futebol, seu jantar com amigos. Desligue a TV e converse.

- Relacionamentos precisam ser continuamente realimentados. Não existe cadeira cativa para o amor. Cada dia inicia-se a reconquista.

- Diariamente colocamos em risco o que já obtivemos.

- Para um relacionamento ser duradouro exige-se muita educação.

- A contrapartida do amor é o próprio amor. O afeto necessita afeto para alimentar-se.

- Confie no amor. Ele é um sentimento estável. Não confie, porém, no seu ego.

- Compartilhe os pequenos prazeres da vida.

    Tome um sorvete junto ao seu amor, roube uma batata frita de seu prato, surpreenda-o com pequenas demonstrações de afeto.

❏ Demonstrações grandiosas como joias, enormes buquês de flores, presentes caros podem dizer menos do que uma flor roubada do jardim.

❏ É sempre seguro amar sem reservas.

❏ Dedique ao outro amor e compaixão sem esperar retorno.

❏ Use seu coração nos relacionamentos, use menos sua cabeça. Seja intuitivo. Acredite na sua intuição.

❏ Acredite no seu coração. Confie nele.

❏ Use todo o seu tempo disponível cultivando um novo amor.

❏ Não confunda sua intuição com o seu desejo, o que desejaria que ocorresse.

❏ Quanto mais você se dedicar a ouvir a voz de sua alma (sua intuição), mais clara e nítida se tornará.

❏ A raiva envenena o relacionamento. Continue a amar, mesmo que o outro esteja magoado, amedrontado e com raiva.

❏ Vencer uma discussão com raiva geralmente é uma derrota. A vitória é compreender, perdoar, aceitar.

❏ O amor é permanente, a raiva é transitória. Abrevie a sua raiva.

❏ Mesmo que você esteja com raiva, continue amando; depois que a raiva passar, só restará o amor.

❑ Coloque-se na posição do outro. Procure ver o mundo de sua perspectiva e ficará surpreso com os medos, as incertezas, as mágoas que encontrará. E poderá compreender o outro melhor.

❑ Quando estiver com raiva, economize palavras e atitudes. Fique em silêncio e procure compreender.

❑ Não fale sem pensar. As palavras duram muito e deixam marcas, principalmente quando seu significado inclui ódio e raiva.

❑ Ouça mais do que fale. Você tem uma boca e dois ouvidos. Deixe o outro à vontade para dizer o que quer com liberdade. Seja compreensivo ao ouvir.

❑ Calce as sandálias do outro para poder compreendê-lo e reconhecer suas dores, seus desconfortos e seus calos.

❑ Não desconsidere, não humilhe, não desvalorize. Todas as pessoas são iguais, feitas da mesma massa imperfeita e, portanto, passíveis de erros.

❑ Ninguém quer sair de um relacionamento repleto de amor e compreensão.

❑ Amar é descobrir-se no outro todos os dias, como quem lê um livro vagarosamente.

- Carinho é o amor no estado sólido.
- Se você chora o amor é porque o amor nasceu.
- Se você ama, não canse de declarar o seu amor. Sempre soará como a primeira vez.
- Uma relação destrutiva deve ser interrompida logo em benefício da saúde física e mental dos dois.
- Uma relação que destrói a autoestima, reduz a autoconfiança e instabiliza a alma deve ser interrompida antes que prejudique também a terceiros.
- A crítica rude, a ironia, a inveja, a raiva, o medo, a culpa, a vergonha, a tristeza, a ansiedade, a preocupação, o ódio são sentimentos negativos que devem ser afastados da relação.
- Uma relação saudável preserva.

A preocupação com a saúde do outro deve permear a relação

- Uma nova relação é também um bom momento para mudar de hábitos, parar de fumar, adotar o exercício, a dieta balanceada e o check-up anual.
- Os sacrifícios são mais leves, custam menos, quando a relação é nova. Por isto é que indivíduos obesos e malcuidados melhoram a aparência, emagrecem, exercitam-se, rejuvenescem quando encontram alguém que os ame.
- A raiva é o sentimento negativo que todos experimentamos no dia a dia.

❏ A raiva é uma arma que se volta contra quem a produz. Raiva mata.

❏ Sentimos raiva até de quem amamos. A arte está em rapidamente nos livrarmos dela.

❏ Há 4 tipos de comportamento humano em relação à raiva:

1 – Há os indivíduos fáceis de serem provocados, mas também fáceis de serem apaziguados;

2 – Há outros difíceis de serem provocados e difíceis de serem apaziguados;

3 – Há os que são facilmente provocados e dificilmente apaziguados (os piores);

4 – Há os difíceis de serem provocados e facilmente apaziguados (os melhores).

Onde você se situa?

❏ Em primeiro lugar, procurem ser amigos e companheiros antes mesmo de serem namorados.

❏ Não se leve muito a sério. Ria de si mesmo. Senso de humor facilita uma vida longa a dois.

❏ Seja humilde. Aceite a crítica com delicadeza. Faça graça de si mesmo(a) e das suas imperfeições.

- Perdoe o passado. Esqueça-o.
- Aqueça seu coração. Não permaneça frio à espera de que o outro mude. Aqueça-se primeiro.
- Seja sutil.
- Não estabeleça competição com o outro.
- Seja o primeiro a tornar-se gentil, quando há algum problema recente. Seja o primeiro a sorrir ao acordar.
- Não desconte seus problemas em seu(sua) companheiro(a).
- Fale do jeito que seu(sua) companheiro(a) costuma falar. Amolde-se.
- Evite o "mas". Eu gosto de ti, "mas"... Este "mas" pode tirar o efeito favorável de grandes frases e suaves momentos.
- Não perca a oportunidade de dizer que a(o) ama.
- Não há males que não venham para o bem. Procure ver o lado positivo das coisas ruins.
- Anote no calendário os dias da menstruação dela. Ela se torna mais sensível ou mesmo pode ter TPM (tensão pré-menstrual) e até mudar o comportamento.
- Não use seu período pré-menstrual para descontar seus problemas nele.
- Peça perdão sete vezes por dia e perdoe 77.
- Fale sobre suas novas ideias. Discuta a forma de desenvolvê-las.

❏ Não determine prazos fatais, não dê ultimatos.

❏ Tenha paciência. Permita que o tempo faça o seu papel e as mudanças ocorram naturalmente.

❏ Não confunda suas prioridades. Gaste tempo com seu amor.

❏ Trabalhem juntos em uma obra social.

> *Exercitem juntos a solidariedade. Isto é fator de crescimento, de companheirismo e, principalmente, de satisfação.*

❏ Não esqueça de agradecer sempre pela amizade, pelo companheirismo, pelo amor e pela ajuda.

❏ Não fique na defensiva. Desarme-se.

❏ Não confunda seus problemas pessoais com problemas na relação.

❏ Construam juntos a felicidade e a alegria. Não esperem um pelo outro para isso.

❏ Compartilhem da meditação e até do silêncio.

❏ Não passem o tempo todo se corrigindo sobre pequenas questões como, por exemplo: "Encontramos nossos amigos na quinta-feira e não na terça como você disse". Não insista.

❏ Hoje é o dia mais importante das nossas vidas. Comece tudo de novo, a cada dia.

❏ Não conte histórias muito compridas sobre si próprio(a).

❏ Não deixe sua mania autodestrutiva prejudicar sua relação.

❏ Demonstrem felicidade por estarem juntos. Se os outros perceberem, melhor.

❏ Aceite ser criticado(a). Mas critique carinhosamente (e com humor).

❏ Se tiver escolha, opte pela paz. E sempre temos escolha.

❏ Pense todos os dias em três das qualidades que você adora no outro.

❏ Construa sua própria forma de agir, de pensar, de reagir, de amar.

❏ Tenha compaixão pelo outro.

❏ Tenha pensamentos positivos e suaves.

❏ Organize sua casa para que sua vida afetiva também seja organizada.

❏ Combine em comum acordo todos os programas. Não leve decisões prontas, pois podem gerar insatisfação.

❏ Veja o lado bom da relação. Pare de pensar que o outro poderia ser diferente. Não se pode ter tudo.

❏ Cumprimentar-se por pequenas vitórias é muito estimulante para a relação.

❏ Às vezes, aceitar um convite para jantar fora, apesar de estar tudo pronto para jantar em casa, pode trazer uma satisfação incrível.

- Não discutam sobre coisas estúpidas ou ridículas.

- Leiam um livro juntos e comentem sobre o que leram.

- Procure lembrar-se que o outro não pode ler seus pensamentos. Fale. Ponha para fora.

- Saiba do seu valor, mas reconheça o valor do outro.

- Há dias impróprios para discutir certos assuntos. Tenha sensibilidade. Saiba reconhecer o momento certo.

- Nem tudo o que lhe vem à cabeça precisa ser dito.

- Pergunte a ele (a): "O que você acha mais difícil de conviver em mim?"

- Procure interessar-se também pelas coisas que interessam ao seu(sua) parceiro(a).

- Respeite as limitações e as manias do(a) companheiro(a).

Nota do autor: *As ideias e sugestões deste capítulo resumem inúmeras leituras e experiências. Menciono citações de Brian Weiss, Richard Carlson e Roberto Shiniashiki, principalmente.*

PÍLULAS PARA UMA VIDA ESPIRITUAL MELHOR

A Duke University (EUA) estabeleceu uma forte relação entre sobrevivência após cirurgias de grande porte e a prática religiosa. Pelos trabalhos científicos até agora desenvolvidos, ter fé, rezar, frequentar igrejas aumentam a perspectiva de vida dos indivíduos. Resultados semelhantes estão sendo obtidos pela Universidade da Califórnia em Berkeley. Recentemente, o primeiro estudo observacional identificando os melhores resultados cirúrgicos em pacientes pelos quais grupos de oração rezavam foi publicado pelo Hospital Saint Luke do Arizona.

❏ Facilite a sua vida. Acredite em Deus.

❏ Pratique uma religião, não importa qual.

> *Não necessariamente assuma a religião dos seus pais, mas aquela que lhe der mais conforto espiritual e lhe transmita maior seriedade.*

❏ Desconfie das religiões que lhe prometem bem-estar físico e conforto. Isto só o seu trabalho lhe garante.

❏ Seja reflexivo. Medite.

❏ Busque as razões mais íntimas para os seus problemas.

> *Procure o porquê e a origem das suas dificuldades. Só refletindo sobre elas você encontrará a solução.*

❏ Procure aceitar o que está irremediavelmente definido. Mas não hesite em mudar o que ainda pode ser recuperado.

❏ Seja bom! Busque a bondade como meta. Pratique diariamente atos de bondade sem esperar retorno.

❏ Busque a humildade e a simplicidade como modelo de vida. Os simples viverão mais e melhor.

❏ Pratique o perdão em todas as suas formas.

> *Pedindo e perdoando.*

❏ Aceite as crenças de seus amigos, sejam quais forem. Procure aprender e ver o sentido comum de todas as crenças que é a aproximação de Deus.

❏ Não se sinta superior. Não humilhe.

> *Ao contrário, penalize-se dos que não tiveram suas oportunidades. Procure ajudá-los a encontrar o caminho da verdade.*

❏ Preste a sua solidariedade aos desvalidos espontaneamente e com amor. E em segredo.

- Frequente os atos de sua religião semanalmente.
- Leia, informe-se sobre sua vida espiritual.

    Busque compreender os textos mais importantes que dão base à sua crença.

- Ensine sua religião a seus filhos e netos, desde a infância. Cultive neles o hábito da religião.

    Não tire a liberdade de seus filhos. Não imponha a sua religião, ao contrário, convença-os através do seu exemplo.

- Se você ainda tem dúvidas, lembre-se: O amor a Deus e ao próximo é o traço comum de todas as religiões. Comece por aí.
- Cultive a verdade. Seja sincero com os outros e consigo mesmo.
- A oração é o alimento da alma.

    Alimente seu corpo diariamente, mas não esqueça de alimentar sua alma.

- Não existe oração que não encontre seu caminho até Deus.
- Nada acontece por acaso. Acredite no plano de Deus e no seu papel dentro dele, na sua inserção nele.
- Orar deve ser a primeira ação diante da tristeza e da alegria, do sucesso e do desespero, da vitória e da derrota.
- Reze não só para pedir, mas também para agradecer.

❏ O mundo é o templo de Deus. Por isso em qualquer lugar faça sua oração.

❏ Reze menos por si do que pelos outros. Mas, sobretudo, reze para agradecer.

PÍLULAS PARA VIVER MELHOR EM FAMÍLIA

- Desligue o televisor e estimule a conversação.
- Visite seus parentes.
- Seus filhos são sua prioridade, a felicidade deles fará a sua.
- Interesse-se pela árvore genealógica e pela origem de sua família.

O respeito às raízes permite a construção de um futuro sólido para sua família.

- Repense com criatividade as festas tradicionais de família e os encontros semanais com familiares, para torná-los sempre interessantes.

A sociabilidade em família e com amigos tem enorme importância no equilíbrio emocional familiar. No entanto é importante que nestas festas sejam respeitados os interesses individuais e tenham atrativos para não se tornar um incômodo e uma chatice.

- Prepare um jantar para o melhor amigo de sua família.
- Prepare um jantar para o segundo melhor amigo de sua família. E para o terceiro...

❏ Relaxe, você está em sua casa. Em torno de você estão seus reais amigos: seus familiares.

❏ Aceite sugestões para o fim de semana. A inflexibilidade é o maior gerador de tensões em família.

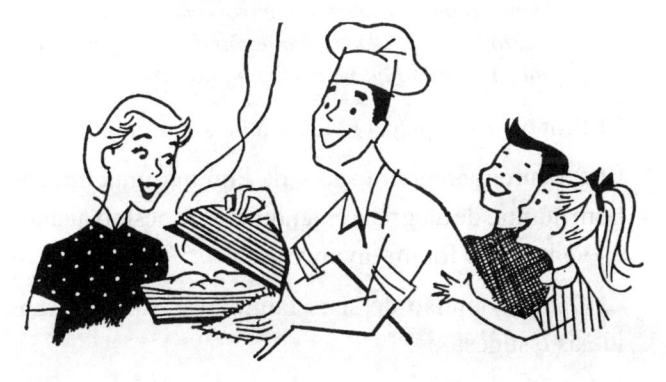

❏ Reúna a família para as refeições. É o momento de integração mais importante.

❏ Tenha gostos variados para música. Aceite até o "barulho" que seu filho adolescente chama de música.

❏ Não dê importância demasiada a um só aspecto da vida. Seja aberto(a) a novas emoções.

❏ Sua ginástica, sua caminhada, sua leitura, seu cinema terão mais prazer se não forem obrigação e se realizados em família.

❏ Adote um animal doméstico. Ele o(a) tornará mais humano(a) e feliz.

❏ Adote uma flor. Adote uma planta. Vocês crescerão juntos.

❑ O critério ao adotar animais de estimação é que eles devem lhe dar um prazer que supere todo o trabalho em cuidá-los.

> *A adoção de um animal doméstico deve levar em conta todos os aspectos envolvidos: ruído, tempo gasto em cuidados, adequação do local onde você mora, opinião do resto da família.*

❑ Proteja a sua privacidade e a de sua família.

❑ Procure manter em sua vida familiar um clima de bom humor, de alegria e entendimento, mesmo quando os ventos não forem favoráveis.

❑ Ouça a opinião de seus familiares. Valorize suas ideias e sugestões.

❑ Seja gentil e educado.

❑ Procure manter as suas promessas.

❑ Procure viver a vida familiar em baixa velocidade.

> *Curtir momentos de ócio em família, sem programações intensas, é importante para a estabilidade familiar.*

❑ Programe momentos de ócio.

❑ Diga a seus familiares que você os ama. Não canse de repetir.

❑ Diga a seus familiares que você é doador(a) de órgãos. A solidariedade do ato de doar fará você mais feliz.

❑ Procure selecionar bem os amigos que frequentam a sua casa.

❑ Institua em sua casa o hábito de falar suavemente.

❑ Introduza em sua estrutura familiar a simplicidade de vida, não importando qual seja a sua condição econômica.

❑ Seu exemplo para seus familiares fala mais que mil palavras.

❑ Não introduza o hábito de queixar-se em família. Pense sempre positivamente, mesmo quando for difícil.

❑ Não seja chato(a), não fale demais em dinheiro.

❑ Acostume sua família às gentilezas: "Bom dia", "boa tarde", "como está você hoje?", "muito obrigado", "com licença".

❑ Procure descobrir algo de que todos da família gostem de fazer juntos.

❑ Viaje com sua família sempre que possível.

- Não fique repetindo: "Tive um dia de cão".

- Não estabeleçam competição sobre quem teve um dia pior ou sobre quem trabalha mais.

- Crie "casca". Não se irrite com facilidade.

- Trabalhe duramente na construção da intimidade familiar.

- Estabeleça o lema familiar: "Um por todos, todos por um".

- Seja transparente, fale claro e de frente.

- Demonstre gratidão.

- Agradeça.

- Procure estabelecer e manter prioridades para cada um dos membros da família, e para todos os temas principais que envolvam o grupo familiar.

- Não se canse de elogiar.

- Planeje suas férias em família. Discuta suas ideias, aceite sugestões.

- Paute sua vida por si próprio, não pelos seus vizinhos.

- Respeite seus vizinhos, mas não se deixe invadir, nem invada.

❑ Estimule a prática de exercícios em família.

❑ Faça seus filhos participarem da compra de qualquer objeto de importância para a sua casa. É importante que eles saibam o valor das coisas.

❑ Felicidade em família é alcançada nas pequenas coisas.

❑ Seja complacente. Aceite no erro dos outros a essência de seus próprios erros.

PÍLULAS PARA SIMPLIFICAR A VIDA DOMÉSTICA E FAMILIAR

❏ Diminua o tempo consumido na compra de alimentos.

> *Não transforme o ato de comprar na atividade mais importante da sua vida.*

❏ Compre em quantidade suficiente para evitar ter que voltar a comprar logo.

❏ Compre o que você necessita. Evite comprar o supérfluo.

❏ Faça todas as compras num só lugar. Assim você será mais rápido e eficiente.

❏ Seja prático(a) com a lavagem de roupas. Junte tudo para um só momento.

❏ Compre roupas de cores mais escuras, pois são mais fáceis de manter.

❏ Evite comprar roupas que necessitem de lavanderia especializada. Elas terminam trazendo um encargo a mais para você.

❏ Forme um guarda-roupa simples e eficiente.

❏ Prefira sapatos fáceis de cuidar e resistentes.

- Prefira carpetes com desenhos, salpicados de várias cores, que não se mostram rapidamente envelhecidos ou sujos.

- Use tele-entregas.

- Diminua o tamanho do seu gramado.

    Se jardinagem não lhe dá prazer, ao contrário, ocupa um tempo precioso para você, simplifique seu jardim.

- Optar por uma casa menor pode significar incomodar-se menos e viver melhor.

- Ter um carro simples poderá significar menor preocupação.

- Diminua sua necessidade de ter, de possuir. Ponha mais ênfase no ser, no sentir.

- Dependa menos do auxílio de empregados. Use sua criatividade para simplificar sua vida.

- Não mantenha todos os ovos na mesma cesta. Tenha alternativas, deixe sempre uma saída.

- Use no dia a dia apenas uma conta bancária e um cartão de crédito.

    Simplifique sua vida financeira. Mas lembre-se dos ovos na mesma cesta. Mantenha disponível uma segunda conta e um segundo cartão.

- Passe seus bens em vida para seus filhos.

    Você se sentirá feliz e eles terão a oportunidade de viver melhor sem desejar sua morte.

❏ Sempre que você puder, dê conforto a seus filhos, procure atender seus desejos legítimos, como moradia e carro. Não permita que eles esperem ou até almejem sua morte para viver com mais conforto.

❏ Não faça dívida nova antes de saldar a velha.

> *A estabilidade financeira é o primeiro passo na conquista da paz. É também o primeiro motivo de sua perda.*

❏ Pague com dinheiro sempre que possível.

❏ Evite contas prolongadas.

❏ Evite empréstimos, evite juros.

❏ Chegar adiantado faz bem à saúde.

> *Chegar atrasado é geralmente motivo de estresse.*

❏ Opte por viver em uma cidade menor ou, ao contrário, não troque uma cidade pequena pelas ilusões da cidade grande.

❏ Trabalhe onde mora, more onde trabalha.

> *Procure simplificar sua chegada ao trabalho. Vá de ônibus, bicicleta, pegue carona, caminhe.*

❏ Desfaça-se do maldito barco se ele lhe der mais trabalho do que prazer.

❏ Venda o sítio se ele é motivo de incômodo.

❏ Compre um sítio se for motivo de prazer. Mas cuidado, a outra alegria poderá ser o momento de vendê-lo.

❏ Em brigas de família, pense sempre no futuro, não no presente ou no passado.

Você gostaria de ver sua família dividida devido às incompreensões deste momento?

❏ Organize seu lar sobre a tranquilidade, a harmonia e a paz. Numa atmosfera de amor.

Conclusão I:

Qualquer operação doméstica que possa ser simplificada e eventualmente suprimida, para que resulte em mais tempo livre, é um passo dado na direção certa, rumo a uma vida menos tensa e livre de estresse.

Conclusão II:

Todos devem analisar seu dia a dia e usar a imaginação, procurando descobrir onde algo possa ser "descomplicado" e resultar em um pouquinho mais de tempo livre para sonhar.

Provérbio britânico:

"Uma casa tem que ser limpa o suficiente para ser saudável e suja o suficiente para ser feliz!"

PÍLULAS PARA UMA VIDA PROFISSIONAL MELHOR

- Defina seus objetivos.

    Sem objetivos definidos você é um barco à deriva. Revise-os periodicamente, mas não deixe de tê-los bem claros em sua vida.

- Avalie sua capacidade e seu potencial.

    O melhor desempenho e uma vida mais feliz é a daquele que conhece suas potencialidades e limitações e desta forma faz suas escolhas profissionais.

- Seja profissional.

    Não importa qual seja sua profissão, exerça-a com seriedade, dignidade e respeito.

- Concentre-se no seu trabalho.

    Os resultados do seu trabalho dependem diretamente de seu nível de concentração. Concentre-se!

- Trabalhe com amor.

    Seu sucesso está dentro de você, no seu coração e no quanto você o envolve até nas mínimas tarefas.

- Respeite seu ritmo.

    Cada pessoa tem seu próprio ritmo de aprendizado, de ação e até de vida. Respeite seu ritmo e adapte-o à sua atividade. Se você for lento em um trabalho que exige agilidade e rapidez, mude de ocupação. Mas aprenda a respeitar o ritmo dos outros.

❏ Administre os conflitos interpessoais com sabedoria.

> *Conflitos são comuns no ambiente de trabalho. A sabedoria está em saber administrá-los em favor da própria atividade e no interesse da eficiência e de um ambiente de trabalho pacífico.*

❏ Faça de seu trabalho um momento de enriquecimento pessoal.

> *Seu trabalho é a essência de sua felicidade.*

❏ Seja bem-intencionado e tenha bons propósitos.

> *Suas intenções mostram quem você é.*

❏ Seja transparente e sincero.

> *A melhor relação profissional nasce da honestidade, da sinceridade e dos bons propósitos.*

❏ Cumpra à risca seus compromissos.

> *Discipline-se. Cumpra horários, pague as contas em dia.*

❏ Exija que cada um cumpra sua parte.

> *Se você é exigente consigo mesmo, pode exigir dos outros.*

❏ Não aceite que lhe imponham ideias.

> *Pense com sua própria cabeça. Tenha suas próprias opiniões.*

❏ Deixe-se convencer por ideias melhores do que as suas.

> *Seja aberto, aceite revisar suas opiniões. Revise suas premissas.*

❏ Adapte-se.

> *O ser humano desde sua origem está em constante adaptação. Por que você seria diferente?*

❏ Viva dentro do seu orçamento.

> *A melhor forma de complicar a vida é gastar o que não se tem.*

❏ Gaste só o que você dispõe.

❏ Se quer viver muito, afaste-se das bolsas de valores.

> *O risco não é interpretado pela mente humana como possibilidade de crescimento, mas como provável perda do status inicial.*

❏ Planeje sua vida financeira. Nem tudo precisa ser comprado hoje.

❏ Não mantenha todos os ovos na mesma cesta. Reduza o risco de seus negócios evitando depender de apenas uma fonte de renda.

❏ Evite empréstimos, evite juros.

❏ Pague com dinheiro sempre que possível.

> *Esta também é uma forma de valorizar seus gastos. Cartão de crédito e cheque podem lhe dar a falsa impressão que você não está gastando.*

❏ Evite contas prolongadas.

> *Elas terminarão por ocupar espaço demais em sua vida.*

❏ Evite comprar o supérfluo.

> *Amanhã você poderá ter que adiar a compra do necessário.*

❏ Envolva seus filhos em sua profissão, transmitindo-lhes conhecimento, liberdade de crescimento e perspectivas.

❏ Não fique com raiva ou decepcionado se seu filho não quiser seguir sua profissão. Em primeiro lugar, você deve querer que ele se sinta feliz.

❏ Passe seus bens em vida para seus filhos. Não os obrigue a aguardar ou até desejar a sua morte para terem uma vida mais confortável.

> *Se você tem possibilidade, atenda às suas necessidades à medida que elas forem surgindo: carro, casa, móveis etc.*

❏ Planeje suas férias com antecedência. Pague suas férias antecipadamente. Elas terão gosto melhor.

❏ Guarde dinheiro para eventuais despesas com a saúde de sua família. Elas não podem ser previstas, por isto planeje antes para descansar depois.

❏ Faça um plano de saúde para si próprio e para todos que dependerem de você.

❏ Chegar adiantado faz bem à saúde.

> *Chegar atrasado é geralmente motivo de estresse e de perda da credibilidade.*

❏ Não faça dívida nova antes de saldar a velha.

> *A estabilidade financeira é o primeiro passo na conquista da paz. É também o primeiro motivo de sua perda.*

- Trabalhe onde mora, more onde trabalha.

    Procure simplificar sua chegada ao trabalho. Vá de ônibus, bicicleta, pegue carona, caminhe.

- Seja organizado.

    O maior antídoto contra o estresse é a organização. Tenha seus papéis, seus objetos, seus arquivos em ordem. Facilite sua vida. Organize suas listas de números de telefones dos amigos, de forma prática e rapidamente acessível.

- Respeite sua agenda, seus limites.

    Uma agenda organizada e disciplinada pode evitar sua crise de estresse. Respeite os seus limites. Aceite só compromissos que sabe que poderá atender. Respeite a agenda dos seus amigos para que respeitem a sua.

- Faça uma coisa de cada vez.

    Fazer tudo ao mesmo tempo é a melhor forma de fazer malfeito.

- Não tente se superar. Você é um só.

- Não invada os outros com telefonemas inesperados e desnecessários.

- Não se deixe invadir por telefonemas inesperados.

    Obviamente, com exceção das urgências, os demais telefonemas devem ser feitos e recebidos no horário mais adequado. Procure lembrar-se qual será o melhor momento para a pessoa falar com você e não simplesmente qual é o seu melhor momento. Se possível, agende o seu telefonema através da secretária.

- Não grite, seja cortês.
- Interrompa sua atividade de hora em hora.

    Reunião com mais de uma hora de duração é, em geral, improdutiva. Fazer alongamentos por cinco minutos a cada hora, respirar ar puro da janela, ou mesmo telefonar a um amigo com alto astral ajuda a melhorar o desempenho da próxima hora.

- Melhore o conforto de seu ambiente de trabalho.

    Água gelada, temperatura ambiente adequada (20ºC no inverno, 22ºC no verão), lanches ou frutas para as 10h e 16h, além de música suave, baixo ruído ambiental, constituem fator de melhora da produção.

- Beba água.

    Em torno de seis a oito copos são necessários diariamente. Água pura, não refrigerante, é absolutamente necessária para a renovação do metabolismo celular. Nosso organismo é constituído de 70% de água.

- Evite comidas rápidas.

    Não almoce de pé. É preferível levar de casa um lanche com baixo conteúdo de gorduras do que alimentar-se nos fast-food. *Sente-se com amigos, socialize-se, ria muito, relaxe e almoce.*

- Evite o café em excesso.

    Além de excitá-lo, tira a sua concentração, provoca aumento de ácido gástrico e até problemas cardiovasculares como aceleração do coração. Prefira os chás.

- Evite mascar chicletes durante o trabalho.

    Eles distraem, excitam e tiram a sua concentração. Além disso, provocam a formação de suco gástrico e gases, contribuindo para o surgimento de gastrite. E fazem mal aos seus dentes.

- Sente-se corretamente.

    Troque sua cadeira se necessário. A posição da cadeira deve manter as costas confortavelmente eretas.

- Mantenha os olhos a 30 cm de distância da sua leitura.

    Os olhos adaptam-se melhor a esta distância, pois a imagem é formada corretamente na retina sem o uso intenso dos músculos em torno deles.
    Em posições inadequadas, estes músculos forçam a visão, o que pode provocar cansaço ou até distúrbios visuais permanentes.

- Corrija a postura ao digitar em seu computador.

    Posições forçadas contribuem para o surgimento de tendinites nos membros superiores, uma Doença Ósteomuscular Relacionada ao Trabalho (DORT) cada vez mais frequente.

- Evite ruídos.

    Ambientes ruidosos desconcentram e podem provocar irritabilidade e tensão. Se a impressora do seu computador de trabalho for muito barulhenta transfira-a para a sala ao lado.

- Ouça música adequada.

    Música ambiente contribui para melhor rendimento.

Música orquestrada suave, solos de piano ou cordas bem selecionados são os mais adequados.

❑ Revise o ar-condicionado.

Aparelhos de parede devem ter seus filtros revisados e limpos mensalmente. Aparelhos centrais necessitam manutenção preventiva contínua. Aparelhos mal mantidos são fontes de ácaros e poeira.

❑ Alongue-se durante o trabalho.

Pelo menos duas vezes por dia alongue-se brevemente no seu próprio ambiente de trabalho. É importante para relaxar os músculos e reduzir o estresse.

Perguntas que ajudam a "policiar" a ansiedade e a tensão muscular

❑ Estou me concentrando num único problema de cada vez?

❑ Planejo meu dia incluindo atividades de relaxamento como caminhar, ouvir música, encontrar amigos?

❑ Desligo-me de problemas quando vou para a cama?

❑ Ao trabalhar, ajusto a postura do meu corpo para evitar a tensão muscular?

❑ Faço uma autoavaliação regular para verificar se

estou com os ombros curvados, punhos fechados, dentes cerrados etc.?

❏ Estou dando o real valor a cada problema ou estou supervalorizando as minúcias?

❏ Quando sorri pela última vez?

❏ Quando perdi a calma pela última vez?

PÍLULAS PARA FÉRIAS MAIS FELIZES

❏ Planeje suas férias em família. Ouça todas as opiniões, procure estabelecer um consenso para que todos se sintam felizes.

❏ Antecipe-se. Pense em tudo com meses de antecedência. Assim você conseguirá os melhores lugares e os menores preços.

❏ Pague antecipado suas férias. Elas terão outro gosto.

❏ Organize sua vida profissional antes de sair em férias. Assuntos não resolvidos podem perturbar seu descanso.

❏ Organize sua casa antes de viajar. Quem pagará as contas? Quem cuidará da segurança? Quem recolherá correspondência?

❏ Faça seu check-up anual antes de sair em férias.

❏ Se for viajar de carro, revise-o antes de sair.

❏ Leve roupas adequadas ao clima de seu destino. Não leve roupas demais.

❏ Não leve objetos de valor, dinheiro ou joias desnecessários.

❑ Leve seus remédios, suas vitaminas, seus óculos de leitura. Leve um par de óculos a mais para o caso de perda ou dano.

❑ Leve um bom livro.

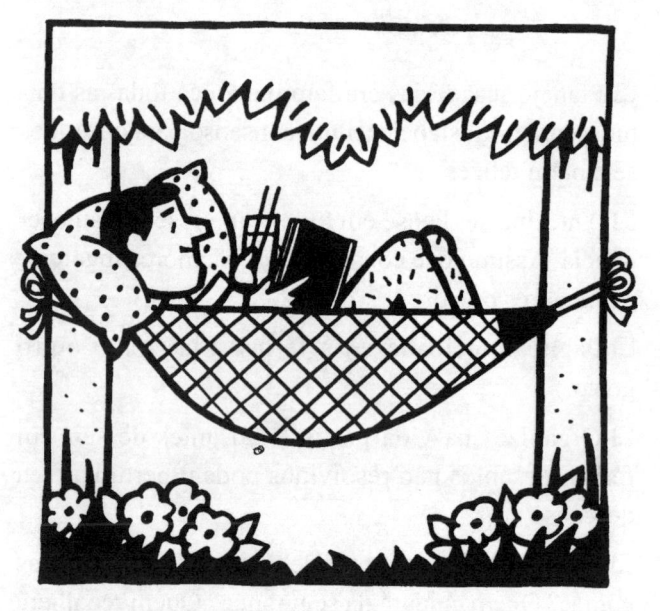

❑ Aproveite suas férias para exercitar-se.

❑ Aproveite suas férias para dormir.

❑ Aproveite para meditar.

❑ Faça deste período um momento de estreitar laços de família.

PÍLULAS PARA ENFRENTAR O VERÃO

❏ Abrigue-se do sol, use o trio de proteção: Chapéu, óculos escuros e filtro solar.

❏ Cada um de nós suporta uma quota de raios ultravioletas. Não exceda a sua quota.

❏ Filtro solar deve ter fator de proteção (FPS) acima de 15, que protege 92%. Acima disto a proteção não é proporcional ao número. Por exemplo, FPS 30 protege só 6% a mais do que o FPS 15. FPS 60 protege só 2% mais do que o FPS 30. Os FPS 30 e 60 são mais caros e podem provocar alergias.

❏ FPS pressupõe 2 mg do produto para cada cm^2 de pele. Em geral as pessoas usam só 0,5 mg, o que não protege.

❏ Evite o sol entre 11 e 16 horas (horário de verão), principalmente quanto mais ao sul, onde o efeito da diminuição da camada de ozônio se faz sentir mais.

❏ Sofremos ação dos raios ultravioletas não só na praia, mas em qualquer local em que nos expomos.

❏ O sol na serra causa mais danos, pois, devido à altitude, a camada atmosférica de proteção é menor.

- As radiações ultravioletas tipo A (UVA) ou tipo B (UVB) são prejudiciais à pele.

- UVB é o maior causador de câncer de pele, pois tem ação mais superficial e mais intensa.

- UVA provoca ação destruidora sobre o colágeno da pele mais profunda, promovendo o envelhecimento precoce. 10% do envelhecimento adquire-se geneticamente e 90% pelo sol.

- Há medicamentos que são fotossensibilizantes, ou seja, aumentam a ação dos raios solares ultravioletas. São eles: tranquilizantes, diuréticos, anticoncepcionais, hormônios. Consulte o seu médico.

- São também fotossensibilizantes o limão, os perfumes e alguns vegetais. Mancham a pele quando expostos ao sol.

- Alguns guarda-sóis feitos de nylon deixam passar a radiação.

- A radiação vem também do reflexo da areia e da água.

- Em dias nublados a radiação continua agindo, e 50% dela pode chegar à pele.

- O filtro solar deve ser aplicado 30 minutos antes da exposição ao sol. A pele deve estar seca. Reaplicar de duas em duas horas.

- UVB tem comprimento de onda curta, atingindo a célula mais superficialmente, por isso provoca vermelhão, queimadura e mais tarde câncer.

- UVA tem comprimento de onda mais longa, provoca sardas, manchas, e promove o envelhecimento

- UVA potencializa a ação do UVB, entrando na formação do melanoma, um tumor de pele extremamente agressivo.

- Se tiver pele oleosa o melhor é usar filtro de proteção solar em forma de gel ou loção.

- Todas as partes do corpo devem ser protegidas, inclusive orelhas, nariz, lábios e, nos carecas, a cabeça.

- Mamilos e mucosa são mais sensíveis e necessitam mais proteção.

- Sol danifica os cabelos, principalmente se forem tingidos. Shampoos e cremes com filtro solar ajudam a proteger, mas o chapéu de abas é mais eficiente.

- Não deixe de usar filtros devido à proibição nas piscinas públicas. Use um filtro não gorduroso para não sujar a água.

- Quem tem pele clara e olhos claros é mais suscetível ao câncer de pele.

- Uso de filtro não permite exposição ilimitada ao sol.

- Cuidado: bronzeador não protege.

- O melhor filtro é a camiseta e o chapéu.
- Importante: tomar líquido, evitar comidas pesadas ou gordurosas.
- Branco é bonito.
- Quanto maior a altitude, mais rarefeita é a camada atmosférica, portanto maior é a capacidade do sol de queimar a pele.
- A pele negra também queima, apesar de ser mais resistente. O uso do filtro, dos óculos e do chapéu também é importante.
- O risco de câncer de pele é cumulativo e aumenta com o tempo de exposição solar e com a idade.
- Perfume e maquiagem quando expostos ao sol podem provocar sardas definitivas na pele.
- O sol pode provocar nos lábios bolhas que podem ser somente dermatite actínica ou rescidiva de um herpes simples.
- O vírus do herpes fica alojado nas terminações nervosas dos lábios e pode se reativar não só com o sol, mas também com a diminuição da imunidade por cansaço etc.
- Conjuntivite é comum no verão.
- Cuide com as piscinas que frequenta.
- Lave as mãos frequentemente.
- Use toalhas individuais.

- Use copos e talheres limpos.

- Não faça contato manual com quem está com conjuntivite, principalmente aperto de mão.

- O banho de lua (bronzeamento artificial) tem 95% de UVA, portanto acelera o envelhecimento.

- Quem tem pele, olhos e cabelos claros nunca deve fazer bronzeamento artificial.

- 10 sessões de bronzeamento artificial aumentam em quase duas vezes o risco de melanoma. Em pessoas de menos de 30 anos, o risco aumenta sete vezes.

- Procure o dermatologista se apresentar mancha que dói, que sangra, que coça, ou ferida que não cicatriza ou mancha que não incomoda mas não desaparece.

PÍLULAS PARA ENFRENTAR SITUAÇÕES DE EMERGÊNCIA

Procure uma emergência:

❏ Em caso de trauma. Não faça você mesmo o diagnóstico da importância do trauma, principalmente em casos de trauma sobre a cabeça e sobre o abdômen.

❏ Quando ocorrer sangramento intenso ou incontrolável de qualquer origem.

❏ Quando ocorrer dor torácica intensa. A dor torácica pode ter múltiplas causas, mas frequentemente a diferenciação torna-se difícil entre uma dor muscular banal e um infarto ou angina. A dor anginosa ocorre no meio do peito, atrás do esterno, é ampla, não se aponta com o dedo, mas com a mão espalmada. Reflete-se no pescoço e no braço esquerdo. Pode seguir-se de sudorese. Tem característica de peso ou aperto, ou ardência intensa. A dor em pontada geralmente tem origem osteomuscular.

❏ Em caso de dor intolerável ou incontrolável por meio de analgésicos comuns em outras regiões do corpo.

❏ Quando ocorre dispneia intensa, ou seja, falta de ar intensa. Por exemplo, na crise asmática.

- Quando há dor abdominal persistente em especial com náusea e vômito.
- Em envenenamento ou *overdose*.
- Em reação intensa a medicamento.
- Quando há perda de consciência ou tontura intensa.
- Em caso de estupor, atordoamento, desorientação, coma.
- Em caso de choque elétrico.
- Em caso de queimaduras.
- Quando ocorrem convulsões.
- Quando ocorrem sintomas intensos de qualquer tipo em diabéticos.

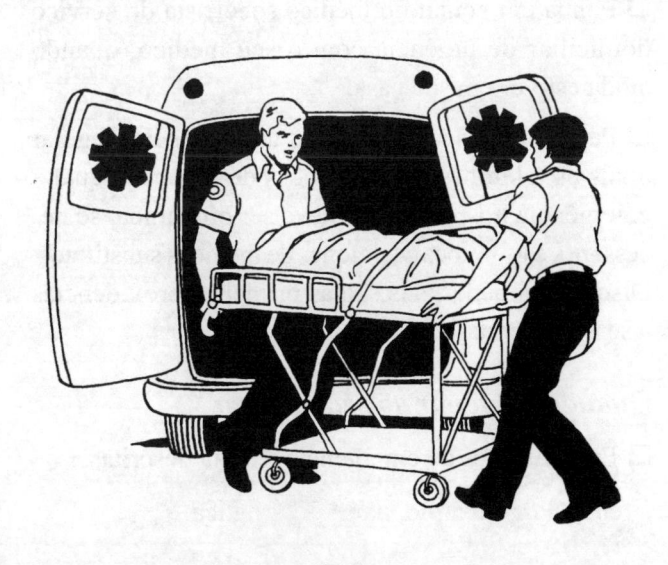

Conduta na emergência:

❑ Primeiro chame o serviço domiciliar de urgência previamente escolhido em comum acordo com seu médico. Só depois chame o seu médico.

❑ Ao chamar diga seu nome, endereço, bairro, ponto de referência.

❑ Não medique se não estiver seguro.

❑ Facilite a chegada da equipe de atendimento. Identifique o local, abra passagem. Espere com o elevador aberto.

❑ Mantenha a calma. Faça parte da equipe de atendimento.

❑ Não deixe o paciente sozinho.

❑ Ponha em contato o médico socorrista do serviço domiciliar de urgência com o seu médico, quando ainda estiver em sua casa.

❑ Pergunte ao seu médico em uma consulta regular quais os telefones para situações de urgência, qual a emergência hospitalar que deve ser procurada, se necessário, e os nomes e telefones de médicos substitutos. Discuta também quais são as primeiras providências a serem tomadas em seu caso específico.

Quando telefonar ao seu médico:

❑ Em situações de emergência real, já descritas.

❏ Para notificar sobre uma ocorrência nova em sua saúde que o obrigou a um atendimento de emergência.

❏ Quando tiver reação estranha à medicação.

❏ Quando sua condição física o impede de comparecer à consulta.

❏ Quando está necessitando de ajuda e uma consulta não foi possível ser agendada para data próxima.

Como telefonar para seu médico:

❏ Tenha lápis e papel à mão. Faça uma lista das suas perguntas e dúvidas.

❏ Tenha a última receita à mão.

❏ Só ligue para o telefone celular em situação de urgência. Ligue para a residência.

❏ Se a situação não é de absoluta urgência, ligue em horário apropriado.

❏ Não substitua consulta por telefonema.

❏ Resolva só a questão emergencial. Deixe o resto para a próxima consulta.

❏ Identifique-se no início do telefonema, falando seu nome completo e data da última consulta. Não imagine que seu médico lembrará de você imediatamente. Facilite a vida dele.

❏ Não peça desculpas por estar ligando. Ele está exercendo a sua profissão.

❑ Vá direto ao assunto. Não conte histórias longas.

❑ Não perca tempo contando fatos irrelevantes.

❑ Faça perguntas objetivas. Tenha-as antecipadamente por escrito.

❑ Anote as respostas.

❑ Se não entender o nome da nova medicação peça ao médico que soletre.

❑ Anote a dosagem.

❑ Pergunte sobre genéricos e similares.

Quando ligar para secretária do médico:

❑ Sempre que possível, comunique-se através da secretária.

❑ Para pedir nova receita.

❑ Para pedir indicação de outros médicos de outras especialidades.

❑ Para esclarecer receita ilegível.

❑ Para pedir nome de genéricos e similares.

❑ Para marcar e desmarcar consulta. Não ligue para a casa do médico para isso.

❑ Para fazer qualquer solicitação não emergencial. Muitos médicos dão retorno a seus telefonemas ao final do horário de consultório. Deixe seu número e esteja perto do telefone no horário previsto.

❑ Ligue para cumprimentar o médico em seu dia (18 de outubro), ou nas festas de fim de ano.

❑ Ligue também para agradecer, não só para pedir.

PÍLULAS PARA FACILITAR SUA CONSULTA MÉDICA

Consulte o seu médico:

- Se tiver sintoma intenso.
- Se apresentar sintoma novo.
- Se apresentar sintoma persistente.
- Se apresentar sintoma recorrente.

Conduta em relação à sua consulta:

- Marque consultas com antecedência.
- Respeite data e hora da consulta marcada.
- Evite cancelamentos no dia.
- Leve lista de problemas.
- Leve exames e receitas anteriores, relativos aos mesmos sintomas de agora.
- Tenha paciência. Os médicos atrasam-se involuntariamente devido à necessidade de atender urgências. Leve um bom livro, não agende outros compromissos.
- Seja conciso e objetivo. Abrevie sua história. Não se perca com fatos irrelevantes. Não saia do assunto.

❑ Fale claramente dos seus sintomas: quando começaram, quando ocorrem, sua relação com eventos do dia.

❑ Fale de todos os seus sintomas e medos (mesmo os que você achar inexpressivos).

❑ Interrompa seu médico para perguntar e esclarecer o que não entendeu.

❑ Participe da decisão médica a respeito de seu caso.

❑ Pergunte ao seu médico quais são as suas opções e alternativas.

❑ Não tenha medo de pedir uma segunda opinião. Porém, escolha outro médico consultor em comum acordo com seu médico.

❑ Não distraia seu médico com problemas paralelos.

Perguntas sobre os medicamentos receitados:

❑ Entendo a receita? A letra é legível?

❑ O remédio é necessário? Tenho outras alternativas?

❑ Devo tomar quanto, como e por quanto tempo?

❑ Quais os efeitos secundários? Que devo fazer se surgirem?

❑ Há algum genérico ou similar mais barato?

❑ Quais as interações com os demais remédios que estou usando?

❏ Há informações escritas disponíveis sobre o remédio?

Perguntas sobre a doença:

❏ Qual a sua gravidade? Qual o prognóstico?

❏ Quais são os sintomas que ainda podem aparecer?

❏ Quais são os cuidados que devo ter?

❏ Devo fazer repouso?

❏ Devo alterar dieta?

❏ Devo alterar meus hábitos diários?

❏ A doença apresenta transmissão genética?

❏ A doença é contagiosa?

❏ Que cuidados devo ter com meus familiares?

❏ Há material escrito disponível sobre a doença?

> *Monte sua pasta de saúde com exames e receitas em ordem cronológica. Será de grande ajuda nas consultas e internações futuras.*

PÍLULAS SOBRE CUIDADOS COM OS SEUS OLHOS*

❏ Não leia no escuro. A musculatura em torno dos olhos deforma seus globos oculares na tentativa de adaptá-los à melhor visão. Isto pode tornar sua visão "diferente" em alguns anos.

❏ Ler deitado não é prejudicial aos olhos quanto à redução na visão.

> *No entanto, observe o ângulo de leitura, a distância do livro e principalmente sua postura. E não prolongue por muito tempo para evitar o cansaço visual (ardência e vermelhidão nos olhos).*

❏ Cuide da posição de sua coluna vertebral ao ler deitado. Não assuma posições forçadas.

❏ Não esfregue os olhos. Sua mão está limpa? Também não se deve pressionar os olhos com força, causando irritação.

❏ Evite conjuntivite não entrando em piscinas com águas não tratadas ou sujas.

❏ Evite conjuntivite usando um colírio lubrificante e/ou descongestionante quando há poluição no ar. Siga

---

* Revisão e sugestões do oftalmologista Joaquim José Xavier.

as instruções de seu médico. Lavar os olhos com soro fisiológico (NaCl 0,09%) pode ser o suficiente.

❏ Evite conjuntivite não permitindo que produtos químicos penetrem nos seus olhos.

❏ Pinturas nos olhos e cremes hidratantes no rosto são formas de provocar conjuntivite. Cuide com o que usa.

❏ Observe reações alérgicas oculares, principalmente quando iniciou o uso de novo produto de toalete ou cosmético. Seja ágil ao mudar de produto. Consulte o seu médico.

❏ Dor nos olhos, lacrimejamento, perda de visão são motivos de consulta imediata ao oftalmologista.

Pílulas sobre os óculos:

❏ Compre óculos leves, bonitos e confortáveis.

❏ Use óculos de sombra em situações em que o sol ou a luminosidade intensa tornam sua visão desconfortável.

❏ Dê preferência a óculos de proteção solar, de lentes esverdeadas.

❏ Compre óculos somente em óptica.

❏ Compre óculos que tenham aro protetor da lente e sejam firmes, não muito flexíveis.

❏ Nade somente com óculos de natação. Proteja-se da conjuntivite.

❏ Use óculos com frequência ou continuamente, se esta foi a prescrição de seu oftalmologista.

❏ Não durma de óculos! Em lugar algum.

❏ Pingue o colírio na bolsa que se forma ao puxar para baixo a pálpebra inferior. Não pingue direto no globo ocular.

❏ Prefira usar dois óculos (normal e para proteção solar) do que óculos com lentes fotocromáticas (reversíveis). É raro obter-se perfeita adaptação com um único óculos.

❏ Use óculos de sombra com a mesma graduação da lente necessária aos seus olhos.

❏ Lentes de contato exigem acompanhamento contínuo pelo técnico ou pelo oftalmologista, até sua total adaptação.

❏ Lentes de contato coloridas, por serem pintadas, não devem ser usadas por mais de seis horas.

❏ As demais lentes de contato (gelatinosas ou siliconadas) podem ser usadas de 12 a 18 horas.

❑ Leve em viagem um par de óculos sobressalente e cópia da última receita do oftalmologista. Você nunca sabe quando os quebrará ou perderá.

❑ Óculos multifocais ou bifocais são indiferentes para os olhos. No entanto, o conforto com os multifocais é maior, pois propicia melhor cobertura para longe, intermediário e perto.

❑ Uso de óculos não acelera o distúrbio de visão existente.

❑ Guarde seus óculos no estojo apropriado. Cuide para não arranhar a lente, usando somente flanela ou feltro para limpá-los diariamente.

❑ Aprenda a não ficar tirando e botando os óculos. Geralmente quando isto acontece existe um problema de adaptação do aro à sua cabeça, causando-lhe desconforto. Vá à óptica corrigi-lo.

❑ Visão em neblina na terceira idade indica provável catarata, geralmente corrigível com cirurgia. Consulte seu oftalmologista.

❑ Crianças devem ir ao oftalmologista antes de terem chegado à idade escolar. (Certamente antes dos sete anos de idade, pois a retina ainda está em fase de desenvolvimento.)

❑ Toda criança com desvio nos olhos (olho vesgo) deve consultar, pois há tendência de diminuição da visão. Muitas vezes o uso de óculos não é suficiente, sendo necessária cirurgia.

- A visão não gasta, cansa. Use seus olhos à vontade.
- Você vai ao oftalmologista anualmente?

A poesia dos olhos:

- Use seus olhos para namorar. Olhe fundo nos olhos de quem você ama.
- Os olhos são a janela da alma. (Ditado popular.)
- O que os olhos não veem o coração não sente. (Ditado popular.)
- Ver para crer.
- Não existem olhos feios a não ser os que perderam seu brilho por não enxergar ou pela morte.
- Os olhos são os sensores do cérebro.
- Longe dos olhos, longe do coração. (Provérbio popular.)
- Os olhos são campeões de citações em poesias. Cuide bem dos seus.

PÍLULAS PARA MULHERES VIVEREM MELHOR APÓS OS 40

O QUE ACONTECE COM A MULHER APÓS OS 40 ANOS?

❑ Grandes transformações hormonais podem levar a mudanças no corpo e no psiquismo da mulher após os 40 anos. Algumas delas são:

❑ Cabelos com menos brilho e mais quebradiços.

❑ Dificuldades de concentração e queda do rendimento no trabalho.

❑ Dor durante a relação sexual.

❑ Maior reabsorção óssea, com maior risco de fraturas, predispondo à osteoporose e fragilidade óssea.

❑ Redistribuição das gorduras no corpo com maior acúmulo na barriga e menor nos quadris e coxas, desenvolvendo uma forma de triângulo invertido.

❑ Aumento nas taxas de colesterol.

❑ Aumento do risco de problemas cardiovasculares (infartos e derrames) devido à progressiva perda de proteção do estrógeno.

❑ Redução da libido (desejo sexual).

- Insônia, irritação, fadiga e sintomas depressivos.
- Pele mais ressecada.

QUE EXAMES DEVEM SER FEITOS PELO MENOS ANUALMENTE DEPOIS DOS 40?

- Anamnese e exame físico.
- Medida de pressão arterial.
- Dosagem dos hormônios femininos.
- Dosagem de glicose, colesterol, HDL, LDL, triglicérides, ácido úrico.
- Teste ergométrico.
- Avaliação ginecológica.
- Mamografia.
- Autoexame de mamas, pelo menos mensalmente.

PÍLULAS PARA AMENIZAR OS EFEITOS DA IDADE

- Evitar gorduras e doces em excesso para evitar acúmulo de gordura no corpo.
- Escolher alimentação variada, rica em cálcio e sais minerais.
- Manter-se intelectualmente ativa.
- Fazer exames periódicos de saúde.
- Tome 6 – 8 copos de líquido por dia.

- Evite excesso de sol.
- Mantenha rotina regular de atividades físicas.
- Não exagere no consumo de álcool. Beber preferencialmente vinho tinto, um cálice por refeição.
- Controle o excesso de peso.
- Não fume.
- Procure novos estímulos e *hobbies*, quando os filhos começarem a crescer e sair de casa.

PÍLULAS SOBRE A MENOPAUSA E SEUS CUIDADOS

❏ Menopausa não é doença, é evolução natural, portanto, não se assuste, não se deprima, todas as mulheres passam por isso.

❏ Ao longo da vida diminuem os folículos nos ovários e com isso cai a produção de hormônio feminino (estrógeno), um regulador da ovulação.

❏ Sem folículos e sem ovulação, cai a produção de outro hormônio (progesterona), o que determina o fim da menstruação.

❏ Menopausa, ou climatério, provoca sintomas em 80% das mulheres (30% intensos, 50% médios, 20% leves).

Sintomas principais:

❏ Menstruações com intervalos ou volume irregulares até a parada total.

❏ Ondas de calor (fogachos).

❏ Suores noturnos.

- Diminuição da lubrificação vaginal.
- Diminuição do desejo sexual.
- Ressecamento da pele.
- Insônia.
- Irritabilidade.
- Desânimo.
- Perda de energia.
- Aumento de peso.
- Aumento do colesterol.
- Aumento da incidência de infartos e aterosclerose de outras artérias (cérebro, rins, membros inferiores).
- Aumento da osteoporose (em 30% das mulheres).

Fatos sobre a reposição hormonal:

- O estrógeno protege o coração das mulheres antes da menopausa, aumentando a produção do colesterol bom (HDL) e diminuindo o colesterol ruim (LDL).
- O estrógeno também melhora a absorção de cálcio pelos ossos.
- Estudos observacionais (portanto, ainda sem evidência absoluta) relacionam a diminuição do mal de Alzheimer com a reposição de estrógeno, redução de osteoporose, redução de infarto e doenças cardíacas, redução do envelhecimento tecidual.

❏ O único estudo controlado em curso (portanto, com grau de segurança elevado) está falhando na identificação da redução de doenças cardíacas com a reposição hormonal. No entanto, o estudo ainda está em desenvolvimento (*Journal of the American Medical Association-1999*).

❏ A terapia de reposição hormonal atualmente utilizada associa estrógeno e progesterona, mas mesmo assim parece estar correlacionada com o aparecimento do câncer de mama.

❏ Com isso, fica claro que o uso de reposição hormonal deve ser combinado entre paciente e médico levando em conta os fatores de risco de cada paciente para doenças cardiovasculares e câncer de mama.

Benefícios da reposição hormonal:

❏ Alívio dos sintomas da menopausa (principalmente calores, insônia e suores).

❏ Melhora a absorção de cálcio e previne osteoporose.

❏ Melhora a lubrificação vaginal.

❏ Impede o ressecamento da pele e favorece a elasticidade cutânea, com isso, reduz o envelhecimento.

❏ Diminui a incidência de infartos (a confirmar).

❏ Outros fatores para evitar a osteoporose (além da reposição hormonal) são alimentação rica em cálcio (leite e derivados, peixes, verduras), tomar sol (favorece absorção da vitamina D) e atividade física de impacto, principalmente caminhada (facilita a deposição de cálcio nos ossos longos das pernas).

PÍLULAS PARA ENVELHECER COM SABEDORIA

❏ Caminhe e alongue-se: este é o segredo para manter-se flexível.

❏ Exercite-se. (Desde cedo dedique-se a um esporte que tenha a possibilidade de ser praticado em qualquer idade.)

❏ Se você passou a vida dizendo que não tinha tempo para pintar, para assistir ao pôr do sol, chegou o tempo. Aproveite!

❏ Mantenha a família em torno de si.

❏ Mantenha seus amigos.

❏ Tenha uma vida social. Encontre-se regularmente com grupos de amigos.

❏ Mantenha o hábito de visitar e ser visitado.

❏ Tenha amigos mais novos. Procure ter amigos de todas as idades.

❏ Evite os chatos e deprimidos.

❏ Leia jornais, atualize-se.

❏ Veja TV sempre que possível. Acompanhe seus programas favoritos.

❏ Ouça rádio regularmente. Mantendo-se informado, você estará continuamente estimulando seu cérebro.

❏ Não fique em casa.

❏ Mantenha seu interesse pelo cinema. Vá ao cinema com amigos.

❏ Leia muito. Leia os livros que você não pode morrer sem tê-los lido antes.

❏ Cuide dos seus olhos. Vá ao oftalmologista com frequência.

❏ Não tenha medo da cirurgia de cataratas. Submeta-se a ela assim que seu médico a indicar.

❏ Emagreça.

❏ Coma cada vez menos.

❏ Tenha um seguro-saúde de boa qualidade.

❏ Consulte regularmente seu médico clínico ou geriatra. Escolha-o com base em sua competência e seu interesse pela sua saúde.

❏ Aprenda sobre saúde e prevenção de doenças. Imagine formas de viver muito usando o conhecimento atualizado da medicina.

❏ Reponha as vitaminas e sais minerais que seu médico considerar importantes para você.

❏ Após ouvir seu médico, use viagra ou similares. Não tenha medo de se apoiar nos avanços tecnológicos que estão à sua disposição.

❏ Se estiver viúvo(a), não deixe de ter amigos do sexo oposto.

❏ Se estiver casado, namore a sua esposa.

❏ Dirija automóvel enquanto for seguro. Aceite, porém, que seu filho venda seu carro quando ele começar a ser perigoso para você.

❏ Não viva no passado. Concentre-se no seu futuro.

❏ Rememore só as boas histórias do passado. Esqueça as que o deprimem.

❏ "Para ter uma vida longa é preciso ter memória curta." (Albert Schweitzer)

❏ Mantenha-se com sua vida religiosa em dia. Pratique sua religião. Se não está satisfeito com ela, saia em busca de respostas. Não deixe de ser inquisitivo só porque está com mais idade.

❏ Mesmo que não esteja trabalhando, tire férias. Saia da sua rotina.

- Viaje enquanto puder. Quando ficar mais difícil, leve um neto consigo.

- Junte-se a excursões para a terceira idade.

- Se começar a ter dificuldades para caminhar desobstrua sua casa. Tire os móveis que obstaculizam seu caminho.

- Não seja vaidoso. Não deixe de pedir ajuda para deslocar-se, ou em qualquer outra situação.

- Não seja orgulhoso, use a bengala que seu filho lhe deu.

- Não se assuste com "pequenos esquecimentos". Concentre-se no que é importante.

- Mantenha o hábito de rir e sorrir.

- Ria de seus esquecimentos. Não se leve muito a sério.

- Simplifique sua vida. Guarde os objetos que podem confundir sua memória. Por exemplo, se você costuma perder sua chave, não a deixe em uma mesa cheia de objetos, onde será mais difícil achá-la.

- Deixe o espaço interno de sua casa livre e aberto.

- Simplifique seu guarda-roupa. Use roupas leves e confortáveis.

- Não use joias, principalmente na rua. Você será presa fácil para os trombadinhas.

- [ ] Não carregue mágoas.

    Torne-se leve.

- [ ] Planeje seu futuro.

    Inclusive depois da morte.

- [ ] Construa seu túmulo.
- [ ] Construa sua vida eterna.
- [ ] Não deixe de ser irrequieto e curioso.
- [ ] Faça seu testamento.

    Sendo justo você será mais feliz.

- [ ] Viva como se este fosse seu último dia.
- [ ] Chore de emoção. Meninos idosos também choram.
- [ ] Dê presentes a seus familiares.
- [ ] Dê os objetos que não necessita.
- [ ] Prove o fino sabor do ato de doar.
- [ ] Procure dizer: "Nunca estive tão bem"; "Se melhorar estraga", "Estou ótimo".
- [ ] Acredite em qualquer dor.
- [ ] Perpetue seu nome através de doações.
- [ ] Evite o inventário, doando em vida.
- [ ] Não aceite resignado a doença. Lute!
- [ ] Seja realista. Você é idoso, mas está vivo.

❏ Aceite a morte, mas não facilite as coisas para ela.

> *Sua aposentadoria inicia em seu primeiro dia de trabalho. Durante toda a vida você deve ter em foco o momento em que você for idoso demais para exercer suas atividades profissionais. Não fuja do fato achando que isto não ocorrerá com você. Previna-se e prepare-se. Antecipe as necessidades de seu sustento e planeje atividades viáveis que lhe mantenham motivado. Tudo isto prolonga a sua vida.*

PÍLULAS PARA UMA VIDA ETERNA FELIZ

- ❏ Adorarás o Senhor teu Deus e O servirás.
- ❏ Não pronunciarás em vão o nome do Senhor teu Deus.
- ❏ Amarás o próximo como a ti mesmo.
- ❏ Honrarás teu pai e tua mãe.
- ❏ Não matarás.
- ❏ Não cometerás adultério.
- ❏ Não roubarás.
- ❏ Não apresentarás um falso testemunho contra o teu próximo.
- ❏ Não cobiçarás a mulher do próximo.
- ❏ Não desejarás o que não é teu.

PENSAMENTOS CITADOS NESTE LIVRO

❏ "A felicidade não é uma estação de chegada, mas uma maneira de viajar." (Rungeck)

❏ "Um homem é rico na proporção do número das coisas de que é capaz de abrir mão." (Thoreau)

❏ "Não podemos direcionar o vento, mas podemos ajustar as velas." (Anônimo)

❏ "A maior descoberta de minha geração é que qualquer ser humano pode mudar de vida, mudando de atitude." (William James)

❏ "Julgue seu sucesso pelas coisas que você teve que renunciar para consegui-lo." (Thoreau)

❏ "Uma casa deve ser limpa o suficiente para ser saudável e suja o suficiente para ser feliz." (Provérbio britânico)

❏ "Ao final da vida só nos arrependeremos pelo que não fizemos." (Ouvido do Dr. Zerbini)

❏ "Quanto mais meu filho trabalha, mais sorte tem." (Atribuída ao pai de Pasteur)

❏ *Festina Lente*. "Apressa-te calmamente." (Provérbio latino)

- "Nada vence o trabalho." (Ouvido do Dr. Zerbini)
- "Para ter uma vida longa é preciso ter memória curta." (Albert Schweitzer)
- "Ponha um pouco de amor na sua vida." (Vinícius de Moraes)

SOBRE O AUTOR

Nascido em 1947 em Farroupilha, Rio Grande do Sul, Dr. Fernando Lucchese preparou-se desde cedo para a carreira diplomática, dedicando-se ao aprendizado de cinco idiomas, estimulado pela forte influência que exerceu sobre ele sua passagem pelo seminário na adolescência.

Sua carreira diplomática foi abandonada instantaneamente quando, no cursinho pré-vestibular para o Instituto Rio Branco (escola de diplomatas), tomou contato com a circulação extracorpórea apresentada durante uma aula de biologia. Lucchese deslumbrou-se com o que lhe pareceu, no início, pura ficção científica e decidiu ser cirurgião cardiovascular.

Entrou para a Faculdade de Medicina da Universidade Federal do Rio Grande do Sul, graduando-se em 1970, com 22 anos de idade.

Depois de graduado fez sua formação de cirurgião cardiovascular no Instituto de Cardiologia do Rio Grande do Sul e na Universidade do Alabama, em Birmingham, Estados Unidos.

De volta ao Brasil, dedicou-se à atividade de cirurgião cardiovascular e chefe da Unidade de Pesquisa do Instituto de Cardiologia. Chegou à direção deste Instituto, quando então promoveu grande transformação duplicando suas instalações e investindo em tecnologia.

Foi também neste período que assumiu a Presidência da Fundação de Amparo à Pesquisa do Estado do Rio Grande do Sul (FAPERGS).

Depois de ser chefe do Serviço de Cardiologia do Hospital Mãe de Deus, transferiu-se para a Santa Casa, onde dirige desde 1988 o Hospital São Francisco de Cardiologia.

Lucchese reuniu, com a equipe do Instituto de Cardiologia e posteriormente com sua própria equipe no Hospital São Francisco, uma experiência de mais de 30 mil cirurgias cardíacas e 100 transplantes do coração.

Lucchese iniciou-se no mundo editorial pela tradução de dois livros de medicina em língua inglesa, passando à publicação de quatro livros de medicina que atingiram tiragem recorde, um deles publicado em inglês.

Movido pelo desejo de contribuir com a prevenção de doenças, publicou pela L&PM Editores vários livros para o público em geral. Pela Editora AGE, publicou (com Paulo Ledur) *Comunicação médico-paciente: um acordo de cooperação*.

Os livros do Dr. Lucchese venderam cerca de 2 milhões de cópias.

Lucchese costuma invocar a ajuda de Deus em suas cirurgias, considera-se somente um instrumento na mão d'Ele. Acredita que o cirurgião-cientista frio deve ser substituído pelo médico preocupado não só com a saúde do coração de seus pacientes, mas também com sua vida emocional, afetiva, familiar, profissional e espiritual.